EL ARTE DE LA PRUDENCIA MÉDICA

EL ARTE DE LA PRUDENCIA MÉDICA

Sucinto repertorio de preceptos, cautelas y pautas, para cuidar al paciente del médico y viceversa

por

FERNANDO VERDÚ

De la Universitat de València – Estudi General

ESPAÑA

MELDF&+. Valencia, 2012

A mis Alumnos

Arte.

1. Capacidad, habilidad para hacer algo.

2. Conjunto de preceptos y reglas necesarios para hacer algo.

Prudencia.

1. Templanza, cautela, moderación.

2. Sensatez, buen juicio.

3. Una de las cuatro virtudes cardinales, que consiste en discernir y distinguir lo que es bueno o malo, para seguirlo o huir de ello.

Medicina.

1. Ciencia y arte de precaver y curar las enfermedades del cuerpo humano.

Médico, ca.

2. Persona legalmente autorizada para profesar y ejercer la medicina.

Prudentia, auriga virtutum

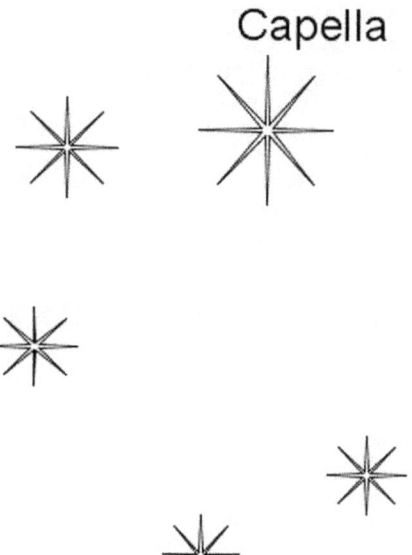

Capella

INDICE

DICHO
1

Hay que tener cuidado para que salgan bien las cosas

Aun con cuidado -con todo el- salen mal. Es la manifestación de la indisciplinada naturaleza.

Atención al momento en el que no ha de aplicarse la regla general. Adecuar al caso la acción u omisión, es la regla insalvable.

Desde el nacimiento hasta la muerte, hay que curar al paciente. Así obra el médico industrioso.

Capella

A lo largo de mi vida, ya son muchas las ocasiones en las que he dicho que la práctica de la medicina no se diferencia de la de cualquier otra profesión u ocupación.

Todas las actividades que desarrollamos los seres humanos son necesarias; desde la aparentemente más sencilla, hasta la más compleja.

Imaginemos un mundo sin -por ejemplo- empleados de banca. Aun con la moderna técnica, siempre debe existir alguien que cumpla las funciones precisas para la realización de las transacciones dinerarias. Incluso con la mágica Internet, hay necesidad de diligentes operarios.

Como la señalada, podríamos seguir enumerando profesiones y tareas que son absolutamente necesarias para que una sociedad funcione, tal y como la entendemos nosotros.

Pero naturalmente, esos trabajos deben hacerse bien. Esto es ciertamente lo único que se puede exigir a quien la desarrolla: que haga bien su labor. Porque cualquier trabajo, si está mal hecho, va a generar problemas que tendrán un alcance determinado. Calles sucias, cortocircuitos, incomunicación telefónica, accidentes de tráfico, derrumbamiento de edificios, aparición de epidemias, golpes de estado, genocidios, etc.... son hechos que pueden suceder por que alguien ha desempeñado mal su obligación.

Sin embargo, parece ser que la medicina es una de las profesiones más trascendentes. Quizá sea por el objetivo de la ocupación: la cura, el cuidado, de la salud de la persona. Fuera de eso, todo es igual.

Se colige de lo anterior que a un profesional de la medicina únicamente se le puede exigir, ni más ni menos, que trabaje bien; que se esfuerce día a día en alcanzar la perfección, aunque esta sea una meta inalcanzable.

Ejercer con eficacia una ocupación no es nada difícil. Solamente se necesitan tres circunstancias o condiciones:

1.- Conocer cómo se hace.

2.- Tener ganas, intención de hacerlo bien.

3.- Tener sensatez y buen juicio.

Reconozcamos que son tres cosas que, en teoría, deberían estar presentes en las personas que desarrollan cualquier ocupación y que, con su aplicación a la resolución de los problemas que vayan apareciendo, es ciertamente extraño que tras la conclusión del encargo, haya reclamaciones o protestas.

La primera de esas cosas se adquiere y mantiene por el estudio continuo y la experiencia, que se va acumulando.

La segunda, se supone, como sucedía con el valor en el ya pasado y obligatorio servicio militar. En el glorioso Cuerpo de Infantería de Marina, en mi caso. Inolvidable.

¿Y la tercera? ¿Cómo hacer para ser prudente?

Se dice que la juventud tiene la fuerza y la senectud la prudencia. Pero lo bien cierto es que el ejercicio de la medicina comienza con juventud y por lo tanto, en la persona joven más puede la fuerza.

Entonces ¿cómo se puede tratar de alcanzar esa necesaria virtud desde el inicio de la actividad profesional?

Aprovechando un clásico de las letras españolas, *El arte de la prudencia* de Baltasar Gracián, voy a tratar de responder a esa pregunta.

Como manifestación previa he decir que -al seguir las normas que postula el insigne jesuita- no vamos a evitar encontrarnos con otras gentes que no dan dos higas por la prudencia. Ellos pueden ser imprudentes en sus acciones y nada les importa.

Pero lo esencial no es cómo son los otros, sino cómo somos nosotros. Más aun: lo que ha de valer es cómo soy yo.

Los aforismos que conforman "El arte de la prudencia" son 300 y en ellos se recoge la sabiduría práctica que -según su autor- es necesaria para enfrentarse a un mundo como el nuestro: competitivo y hostil.

En esta libre recopilación no voy a enumerarlos todos. Entre otras cosas porque, algunos, con ser absolutamente ciertos, no ayudan al fin de este libro.

Uno de ellos es, por ejemplo el que dice: *Hay que evitar las victorias sobre el jefe.* Cualquiera de nosotros conoce algún caso en el que, la falta de prudencia en este aspecto, ha acarreado graves perjuicios al osado insensato.

O aquel otro que reza *hay que saber usar las evasivas.* Bien necesario para la vida diaria, pero poco recomendable para la relación con nuestros pacientes.

El lector interesado, podrá encontrar múltiples ediciones en las que aparezcan todos los aforismos. Y son de no vana revisión.

Aquí hallarán sólo aquellos que puedan ser de aplicación para nuestro trabajo diario, siempre según mi criterio. Aunque, bien pensado, son aprovechables para otras circunstancias.

Un último comentario antes de comenzar.

Como he dicho un poco más atrás, la recopilación de aforismos ha sido libre. Pero todavía más, la interpretación dada ha sido libérrima y claro está, sometida de forma absoluta a los reproches o alabanzas del lector. A la discrepancia y a la coincidencia.

Cada capítulo va a comenzar con una sentencia del barroco aragonés, a la que seguirán algunas ideas del autor. Tras ellas, el comentario

Me permito sugerir una lectura muy fragmentada -y sumamente crítica- de la selección de aforismos. Y que tratemos de aplicarlos a nuestra propia experiencia.

Será la única forma de encontrar cierta utilidad a este trabajo, que ha sido realizado con muchas ganas, con cierta prudencia y con algunos conocimientos.

Porque, al fin y a la postre, uno no es perfecto.

Aunque sigo en el empeño.

Hay que tener cuidado para que salgan bien las cosas

DICHO

2

Hay que tener inteligencia y carácter

La una sin el otro, hacen incompleta a la persona.

La inteligencia predispone para aumentar los conocimientos y permite el correcto análisis de los problemas.

Hay que saber lo que se sabe y hay que saber lo que no se sabe. Lo que se sabe sustenta la solución que buscas en cada momento. Lo que no se sabe, te hace consciente de tu imperfección y te vuelca al estudio.

Hay que procurar no saber no más de una vez, sobre algo que debías conocer. Persistir en la ignorancia de tus obligaciones te hace vulnerable y necio.

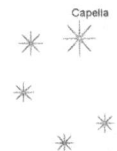

Desde siempre se ha dicho que la práctica de la medicina implicaba una continua dedicación al estudio. De hecho esa es una de las advertencias que, tradicionalmente, se hacía a la persona que pretendía ingresar en una Facultad de Medicina.

Si antes ya era una afirmación cierta, en el momento actual lo es todavía más. A ello han contribuido dos factores fundamentales: el progreso y las exigencias sociales.

Por un lado, a nadie escapa que los imparables avances de las ciencias y las técnicas, prácticamente cada día, ofrecen nuevas perspectivas de los más variados aspectos de nuestra profesión.

Estrategias diagnósticas, medios complementarios de exploración, protocolos terapéuticos , etc. se encuentren en incesante revisión. Y nuestra obligación es -en acuñada expresión- *estar al día*.

El otro motor de la exigencia formativa, ha sido la presión social que, con o sin intervención judicial, exigen que el médico sea casi infalible.

Aquellos tiempos en los que se hablaba de ignorancia inexcusable o existencia de falta grave, como necesarias para establecer la responsabilidad de un profesional, han pasado a mejor vida.

En estos momentos, se viene conminando al médico al agotamiento de sus posibilidades de intervención en todas sus acciones y aun así, por la vía de la responsabilidad objetiva, se hallan obligaciones a cargo de las Administraciones.

Por ello, el estudio y el perfeccionamiento profesional son elementos imprescindibles para una buena y prudente práctica médica.

Para conseguir esa dedicación hace falta fuerza y elevación de ánimo, firmeza, energía… para saber que *todo*, no se puede alcanzar.

El profesional de la medicina no vive aislado del mundo y precisa también un espacio para sí.

Ha de dedicar tiempo a sus necesidades como ser humano, porque con estas cubiertas, ejercerá su trabajo de forma más satisfactoria.

Se ha de tener carácter para decir no a las muchas exigencias que se encuentran en el camino.

Si un enfermo es -ante todo- un ser humano, el médico también ha de gozar de esa prerrogativa.

Hay que tener inteligencia y carácter

DICHO

3

Hay que pensar por adelantado

Como quienes saben jugar al ajedrez, hay que tener la siguiente jugada preparada. Mejor las siguientes.

Cuanto más anticipe la mente, menos sorprenderá la realidad.

Ante un problema médico, hay finitas predicciones que pueden abarcarse con un intelecto entrenado.

Capella

✳ ✳

✳

✳
✳

¿Qué puede pasar? En la vida, de todo. Hasta morir en el instante siguiente.

Pero en cuestiones más concretas, como un determinado estado de salud, las soluciones pueden ser razonadas incluso contando con lo inseguro de la biología humana.

No es tarea memorística, como se pretende hacer creer durante la formación inicial. Se trata de continuos análisis y síntesis de todo lo percibido. Razonamiento.

Un problema en el ejercicio de la medicina es que -en demasiadas ocasiones- el profesional se contenta con la primera explicación y establece un plan de trabajo tomándola de base. Es una forma como otra cualquiera de bajar la guardia, de confiarse y esa no es buena estrategia.

Demorar cierto tiempo la primera acción, permite aplicar el zum al caso, acercándonos y alejándonos, para buscar el mejor enfoque. Habremos visto lo general y si no nos gusta la imagen con el primer encuadre, buscaremos esa otra posible toma que también nos podía servir y que apenas percibimos en el primer momento.

Prever, allana el camino a la prevención, proveyendo

Viendo con anticipación lo que podría suceder, permite preparar y disponer con anticipación lo necesario para un fin, tramitando y resolviendo la cuestión con éxito. O con menor daño.

Precaución.

Un efecto secundario –con cierto tinte de placebo- de la mente adelantada, es que la sorpresa no encontrará lugar ni turbará la reacción segura que ha de transmitir un profesional sanitario.

Mantener el control de la situación es infinitamente más fácil si se ha pensado en la contingencia que se está realizando. Aunque la procesión vaya por dentro.

Y el peor error es sin duda mantener empecinadamente una primera decisión, pensando que es la naturaleza la que se equivoca en la respuesta que está dando. Desgraciadamente no son pocos los casos.

Siempre a punto nuestro refranero: *más vale prevenir el mal a tiempo que, después de venido, buscar el remedio.*

Hay que pensar por adelantado

Hay que estar en el culmen de la perfección

La vida no ha ser sino una progresión ascendente buscando la mejora de todas sus facetas.

Todo es perfectible; incluso el error que -por imprudencia- puede hacerse mayor.

No se debe confundir lo perfecto, con el camino a recorrer para alcanzarlo. El fin es inalcanzable, pero la vía existe.

Capella

✳ ✳

✳

✳

✳

La vida en general es difícil.

Desde niños debemos ir superando obstáculos que -uno tras otro o en conjuntos- aparecen en nuestro incesante camino hacia el final.

La persona conformista, cede ante las dificultades y trunca lo que podía haber sido una vida mejor, más completa.

Podía haber ido más allá, pero quizá no le valga la pena.

Nunca debe abandonarse la vía de la perfección.

Cuando se ve más cerca el final que el principio –no necesariamente en la vejez- es el momento de las lamentaciones, por no haber sido lo suficientemente fuerte en el lugar y tiempo adecuados.

Si hay suerte y aun no se ha mediado la edad provecta, cabrá hacer alguna rectificación.

Pero sin duda no se alcanzará todo aquello para lo que estaba dotado.

Al final queda un ser humano quizá contento, pero consciente de que su vida podía haber sido mejor.

La medicina en particular, no es difícil.

Es muy difícil.

Es más que muy difícil.

A Arthur Bloch debemos el impagable original *La ley de Murphy*; allí puede leerse el Teorema de Stockmayer:

"Si parece fácil, es difícil. Si parece difícil es asquerosamente imposible".

Ejercer la medicina -la Medicina, mejor- debe ser una continua búsqueda de la perfección.

No se debe dejar nada a la suerte; todo ha de meditarse.

Aquí se diferencia al médico del hombre común.

No puede dejar el profesional prudente que las dificultades estorben su camino de perfección.

No hay que buscar que todo *sea* perfecto; se ha de procurar que los actos, el razonamiento tiendan al fin perfecto. Aunque sepamos que no se puede alcanzar.

Resulta más fácil rendirse ante la dificultad y contentarse con la más aparentemente sencilla solución. No es un prudente camino.

El cuidado de la salud de los otros exige más esfuerzo, mucho más sacrificio. Al final del ejercicio imprudente, además de la persona que piensa que podría haber hecho algo más en su profesión, quedan los daños. Reparables en ocasiones e irremediables en otras.

Hay que estar en el culmen de la perfección

Hay que evitar el apasionamiento

La pasión nubla el entendimiento e impide prever las consecuencias de los actos.

Puede apasionarse el pensamiento, pero no la conducta.

En un enfrentamiento apasionado pierden todos, pero más quien más tiene.

En el ataque, pierdes armas que podían darte la victoria. En la defensa, inventas escudos donde no los hay.

La conducta apasionada puede hacerte perder la razón, aunque esté de tu parte.

Capella

Dice un clásico refrán castellano que *pasión ciega razón.*

Esa pasión, esa perturbación o afecto desordenado del ánimo, es muy mala compañera de viaje, aunque hay que tener un gran dominio de la situación para evitar su aparición.

Tan difícil puede llegar a ser que, aun hoy, los delitos cometidos en los denominados estados pasionales, se pueden ver beneficiados con una atenuación de la pena que les corresponde cumplir.

En el ejercicio de la medicina el apasionamiento encuentra hueco en muy diversas circunstancias, algunas de las cuales son del todo inevitables, puesto que surgen del comportamiento de otro.

Imaginemos cierta situación en la que, después de una guardia ajetreada en la que uno se ha visto presionado insistentemente por los problemas, el compañero que debe sustituirnos no aparece.

La reacción inmediata –la apasionada- será hacer pagar a alguien el fallo; el pagano podrá ser el último enfermo, ese que ya no te correspondía, al que se hablará sin la moderación y educación debidas.

O quizá algún otro miembro del equipo asistencial que, no se ha de olvidar, no tiene absolutamente nada que ver con el incumplidor colega.

En ambos casos estaremos perdiendo la compostura; en cuanto a la razón, no la perderemos puesto que nunca la hemos tenido.

Por ello, la reacción ha de ser reflexiva; ¿se merece ese enfermo un mal trato? ¿He de descargar mi indignación y enojo sobre espaldas ajenas?

En otras ocasiones son los enfermos los causantes de las situaciones de tensión que hay que saber manejar… desapasionadamente.

El profesional sanitario está –ha de estar- acostumbrado a hacer su trabajo de forma cuidadosa y en igualdad de condiciones clínicas, ningún paciente ha de parecerle más importante que otro.

En cambio, para el enfermo o familiar del enfermo, su caso es único y merece una atención inmediata.

El lugar más fecundo en situaciones generadoras de enfrentamiento, son las unidades hospitalarias de Urgencias; especialmente cuando quien la crea, es uno de esos usuarios que acuden *a urgencias*, sin ser un enfermo o herido grave que necesita cuidados médicos inmediatos, tomando palabras de la Real Academia Española.

Ante las voces airadas, coléricas e iracundas del receptor del servicio sanitario, hay que marcar educadas distancias.

Quedémonos con un par de frases de Séneca; dicen que un día dijo quien fue tutor de Nerón: *Contra la ira, dilación.*

Pero sin duda, la sentencia del cordobés que se ha de tener siempre presente, es que *la ira, si no es refrenada, es frecuentemente más dañina para nosotros que la injuria que la provoca.*

Hay que evitar el apasionamiento

DICHO
6

Hay que tratar con quien se pueda aprender

Todo enseña. Solamente hay que darse cuenta qué y para qué. Eso es lo difícil.

Hay que aprender tanto lo conveniente como lo inconveniente. Lo uno para repetirlo y lo otro para evitarlo.

No es aconsejable hacer un viaje con un maestro de lo malo. Si hay un accidente, tratará de echarte la culpa.

El maestro de lo bueno hace grata compañía. En el infortunio, te enseñará a ver el mejor aspecto. Y compartirá tu culpa. Aunque para él, será suya sólo por no haberte enseñado a evitarlo.

Capella

La vida es una academia -sin puertas, ni paredes- en la que vamos aprendiendo sin cesar; de forma inconsciente al principio y más perceptible después.

Lo que vemos y oímos, observamos y escuchamos, nos permea y va construyendo lo que vamos a seguir siendo.

Tener la certeza de este hecho, hace que nada de lo que nos rodea nos sea indiferente y nos mantenga atentos. Es una buena forma de aprovechar cada momento del día.

De Leonardo Da Vinci es este adagio: *la naturaleza benigna provee de manera que en cualquier parte halles algo que aprender*.

Poco a poco nos vamos percatando de las cosas que merece la pena imitar y cuáles otras son absolutamente desestimables.

En la Facultad de Medicina –entendida como el cuerpo de doctores o maestros de una ciencia- ya podemos ir percibiendo actitudes y aptitudes que clasificaremos en uno de los dos lados.

Sin embargo es en la formación de postgrado donde vamos a ir educándonos en las diversas facetas de la medicina, viendo lo que hacen -y cómo lo hacen- los profesionales sanitarios que van delante de nosotros.

Allí encontraremos al Adjunto que se muestra firme y seguro ante el enfermo, pero que duda, ante la incertidumbre, en las sesiones clínicas. Digno de imitar.

Bien poco se sabe con certeza en Medicina y las personas que lo reconocen, educan en ese aspecto a quienes ilusos, todavía creen que hay dos enfermos iguales.

También en el hospital veremos a ese médico –de extensa familia, se ve- que llama abuelo o abuela a las personas mayores que tiene a su cuidado.

No hay que aprender que la hospitalización priva del derecho a la dignidad que tenemos todas las personas.

Evidentemente no podemos elegir a todos nuestros compañeros de trabajo, pero si debemos conocerlos bien -en cualidades y defectos- antes de emprender cualquier acción que nos pueda afectar.

Aprender es lo correcto, aunque sea del enemigo, dijo en algún momento el sulmonese Ovidio.

Hay que tratar con quien se pueda aprender

DICHO
7

Hay que saber pedir

Pedir adecuando el tiempo y la forma a lo solicitado.

No siempre se logra al primer intento y hay que analizar entonces cuál ha

sido la causa del no.

Si ha de haber una segunda tentativa, la estrategia deberá considerar qué pudo

fallar en su momento.

Hay dos sin tres. Es prudente idea.

En muchas ocasiones en nuestra vida, debemos pedir y también en ese acto, en el ejercicio de esa necesidad, hay que ser prudente; hay que buscar el momento oportuno.

Antes de ver el método, es conveniente saber en qué acepción se ha de enmarcar nuestro petitorio, puesto que aquél se modelará de forma diferente.

Pedir: rogar o demandar a alguien que dé o haga algo, de gracia o de justicia; pero también, requerir algo, exigirlo como necesario o conveniente. Como se intuye fácilmente, el enfoque del asunto es bien diferente y el acto deberá revestirse desigualmente.

Partamos de que nuestro refranero contiene un expresivo *contra el vicio de pedir, la virtud de no dar*. Sea pues la primera cautela el no ser conocido como una persona que cede sin mesura a esa tacha.

Pero también el compositor Enrique Santos Discépolo acuñó en su célebre Cambalache[1] que *el que no llora no mama*.

Equilibrio pues en la actitud.

Si pedimos para nosotros, para obtener la gracia que se mencionaba en una de las acepciones, un factor fundamental es el dirigirse a la persona que -con seguridad- sabemos que tiene en su mano la decisión.

Por lo tanto no es prudente llamar a puertas que se abren a otras y que a su vez, lo hacen a otras. Hay que tratar de utilizar el camino directo.

El segundo de los factores es el argumental, ya que es el que nos permitirá que la petición esté bien asentada, sólidamente razonada. Si no se construye adecuadamente el armazón, se corre el riesgo de no tener la respuesta a una pregunta clave para la decisión: "*¿por qué a usted y no a otro?*".

El tercer elemento es bastante menos controlable: se trata de encontrar el momento oportuno.

Aquí juega un papel fundamental el lenguaje no verbal de quien va a recibir la petición.

Si en el momento de presentarla, se percibe algo que nos advierte que no es la mejor oportunidad, hay que recordar la frase atribuida a Napoleón Bonaparte: *una retirada a tiempo es una victoria*.

Y a esperar otra ocasión.

Si pedimos para otros, con la segunda acepción - requerir algo, exigirlo como necesario o conveniente- el factor argumental deberá mantenerse de forma estricta, aunque los otros dos deberán adecuarse a cada circunstancia específica.

> # *Hay que saber pedir*

---

[1] http://tango.idoneos.com/index.php/Letras/Cambalache (acceso el 1.04.2012)

DICHO
8

Hay que cuidar el fondo y la forma

Hay ocasiones en las que lo mejor de un regalo, es el envoltorio con que se

presenta. Y hay personas que lo guardan, con cariño, durante mucho

tiempo.

Si se usa simple y vulgar papel de periódico, para mal envolver un regalo, es

muy difícil que lo guarden.

Saber cómo decir, te asegura, al menos, respeto.

Lo mejor y lo peor, pueden hacerse óptimo y pésimo. Depende de cómo lo

presentes.

Una buena noticia, mal dicha, puede pasar desapercibida.

Si dices bien la mala noticia, te aguarda el agradecimiento.

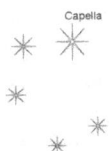
Capella

Dicen que es uno de los grandes defectos de los médicos de hoy en día: la mala

comunicación con el paciente.

Probablemente no falte razón y por ello en los nuevos Grados de Medicina, es una de las competencias que ha de adquirirse:

"1.- Comunicarse de modo efectivo y claro, tanto de forma oral como escrita, con los pacientes, los familiares, los medios de comunicación y otros profesionales.

2.- Establecer una buena comunicación interpersonal que capacite para dirigirse con eficiencia y empatía a los pacientes, a los familiares, medios de comunicación y otros profesionales.

3.- Saber evaluar el estado psicofísico del paciente y/o sus representantes en el momento de transmitir diagnósticos o pronósticos potencialmente dañosos.

4.- Saber relatar de modo fiable y eficaz, hechos, situaciones o circunstancias, de una relación profesional médica que haya sido cuestionada".

Estas cuatros frases están –*debían* estar- en cualquiera de los cerca de cuarenta planes de estudio que se están implantando en la primera década del siglo XXI.

Debemos enseñar Comunicación.

¿Podemos realmente hacer eso en las facultades?

¿Podemos transmitir a hombres y mujeres de dieciocho a veinte años que es necesario hablar adecuadamente con las personas?

Hablar a alguien con consideración, educación, moderación, oportunidad, afecto, empatía, tiempo… es un bálsamo para la relación entre el médico y el paciente.

Lo malo es que eso -como tantas otras cosas- ha de aprenderse a lo largo de toda la vida, perfeccionándolo en el trayecto.

Volviendo a nuestro día a día como personas, también nosotros guardamos mejores recuerdos de quienes han sabido hablar adecuadamente con nosotros, sea cual sea la circunstancia.

Puedo revivir un episodio en un aeropuerto, en el que me comunicaron que no podía tomar un avión, lo que suponía un enorme trastorno. No sabría rememorar el contenido de la conversación; sin embargo jamás olvidaré la atención tan cortés, tan cariñosa diría, que me brindó una *Chaqueta Roja* de Iberia. Se lo dije y cumpliendo un compromiso conmigo mismo, cada vez que paso por ese aeropuerto, me acerco a los mostradores de información, por si la encuentro.

En Medicina también los mejores recuerdos pueden quedar de la amabilidad y compasión con la que una médico transmitió la peor de las noticias.

> *Hay que cuidar el fondo y la forma*

DICHO
9

Hay que ahorrarse disgustos

Si se han sopesado las contingencias, nada nos debe disgustar. Son solo gajes

con los que hay que contar.

Pensemos que hay quien se lleva disgustos de muerte. ¿Vale realmente la

pena?

Al día siguiente, se ve de otra manera. Únicamente es cuestión de esperar un

poco; digerir el asunto

Hablaba un día con una compañera de la Facultad de Psicología, quien me

había preguntado que cómo me encontraba; mi respuesta –habitual, por otro lado–

fue: "*De maravilla; pedir más sería avaricia*".

La conversación seguida nos llevó a convenir que en nuestras vidas hay pocas

cosas verdaderamente importantes y amargarse la vida, disgustarse por esas otras

diarias pequeñeces, resulta una mala inversión.

Mediada la reunión que había propiciado el encuentro con Pilar, sonó mi teléfono; me llamaban para darme un disgusto: había muerto Arnau; mi querido amigo Pepe Arnau. Eso sí mereció un disgusto que persiste invariado.

Si nos vemos permanentemente afectados por todos los chismes, dimes y diretes que llegan a nuestros oídos, además de vivir continuamente amargados, satisfaremos las desviadas intenciones de quienes nos hacen llegar las malas nuevas.

El disgusto —ese sentimiento, pesadumbre e inquietud causados por un accidente o una contrariedad- han de tener, como veíamos, una base cierta y no ha de surgir de una mera impresión infundada.

Además, el que vive de disgusto en disgusto, no está preparado para ofrecer una respuesta adecuada y un rostro amable, a quien viene a buscar su auxilio.

En esa condición, la posibilidad de responder desabridamente es bien patente.

Ya se ha visto que cuidar fondo y forma, contribuyen a construir un conducta prudente y el que se disgusta sin motivo cierto, descuida ambos.

Al centrarse en sus pensamientos de desazón, restará espacio al fondo que ha de ocupar el problema del otro; la expresión de fastidio y enfado, afectará a la forma.

Otro aspecto que no podemos dejar de lado, es que el disgusto injustificado tiene sus efectos secundarios.

En el momento de la tormenta, afecta a las relaciones inmediatas con quienes nos rodean.

Pasados ya los relámpagos y truenos y visto lo inadecuado de nuestra respuesta, deberemos dedicar un tiempo a dos ocupaciones principales. Una será tratar de minimizar los perjuicios causados.

La otra, quizá más útil y fructífera, consistirá en ponernos ante el espejo y preguntarnos el por qué de nuestra actitud.

Razonemos bien antes de reaccionar de forma desproporcionada al estímulo.

Paciencia, hermanos, y moriremos viejos, nos recuerda el refranero…

Hay que ahorrarse disgustos

Hay que saber con recta intención

Aplicar el conocimiento con fines manifiestamente ruines es malvado.

Hacerlo sin evaluar las consecuencias es imprudente.

Sabiduría, buena voluntad, vigilancia y trabajo, han de conducir a un buen fin.

Hay que cuidarse de conocer como recorrer muchos caminos y hacerlos sin pensar en los últimos destinos.

Hay cientos de ejemplos -probablemente miles más anónimos- de lo que la sabiduría, el conocimiento, ha hecho en perjuicio de seres humanos y también de la propia raza. En este último caso, por habernos hecho conscientes de que puede generar monstruos.

No buscar el mal para los otros de forma voluntaria, debe ponerse como principio de principios, como límite absolutamente insalvable en el ejercicio de la medicina. Por ello, estar bien enterado de las posibles consecuencias de nuestras acciones, es una obligación perenne.

Si el correlato indeseable no surge por intención, sino por descuido, habrá que examinar por qué no se ha mantenido la vigilancia que lo hubiera evitado. No ejercer este control, podría interpretarse como una imprudente dejación de obligaciones.

En la prevención del daño hay que tener un comportamiento radicalmente distinto al del avaro, aquél que pensó "Un día es un día" y añadió a la olla un garbanzo. La atención a la actividad ha de ser constante y aun así, surgirá el error. Más no será atribuible a un saber inadecuado o a un actuar impropio.

Tampoco es aconsejable dirigirse hacia lo desconocido; sería el caso de actuar no ya buscando un mal, pero sí ignorando que espera al rebasar el siguiente recodo.

En determinadas circunstancias –muy concretas y siempre contando con el paciente o sus representantes- sería admisible jugar el futuro a cara o cruz, a todo o nada. Ello implica que se conocen los dos posibles resultados, que se pueden explicar para su ponderación.

Pero en medicina no es permisible la acción a ciegas. De materializarse algo ignorado, nacería la ocasión idónea para aplicar la frase proverbial que señala como peor al remedio que a la enfermedad.

En la vida de diario tampoco es de recibo actuar con malas intenciones. Y no solo por respeto a los otros, sino también por respeto a uno mismo y como medida preventiva.

Al final de una jornada de trabajo, recostar la cabeza en la almohada y dedicar un tiempo a revisar el día transcurrido, permite un saludable balance de las situaciones vividas.

Si el resultado es positivo, si no has dañado con intención a nadie, espera un reparador descanso.

Si es negativo, quizá el sueño no sea tan plácido. Pero permite analizar el por qué de esa acción malévola y si podía haberla evitado.

Todo es cuestión de voluntad.

Hay que saber con recta intención

DICHO
11

Hay que tener aplicación y capacidad

No basta con la idea. Tenerla y realizarla es el anhelo. Esfuerzo y también su

pizca de fortuna.

A todo, si se quiere, hay que dedicar tiempo. Lo importante es seleccionar lo

que se persigue. Después hay que aplicarse.

Lo que surge tras carambola nunca satisface como lo perseguido. Queda un

regusto acibarado.

Es aplicación la afición y asiduidad con que se hace algo, especialmente el

estudio.

Es capacidad la aptitud, el talento que dispone a alguien para el buen ejercicio

de una actividad.

Ambas se complementan como instrumentos que permiten alcanzar las metas

fijadas.

Todos conocemos algún caso en el que una de las dos ha fallado y ha truncado lo podría haber sido una brillante trayectoria. Si fallan las dos, poco hay que esperar.

Que una persona vea frenada y desviada su propia trayectoria por no tener capacidad para trazarla bien o le falte la aplicación para conseguirla, es algo que puede apenar, incluso enojar, a quienes le rodean. *"Es una pena"*, se podrá decir.

Cambia la situación, cuando el perjudicado por la desidia que quien tiene capacidad suficiente, es un tercero con quien existe obligación de actuar aplicadamente: esto es, el enfermo.

Es duro reconocerlo, pero el ejercicio de la medicina sí ha de ser un sacerdocio.

¿O acaso no exige una dedicación activa y celosa?

Cada imprudencia, cada omisión de lo requerido, cada acto inadecuado puede ser el iniciador de una cadena de sucesos de la que desconocemos los caracteres de sus eslabones.

Esto significa trabajar con presión, con exigencia continua, aunque sepamos que alcanzar la perfección es fin inhumano.

Es imprescindible que sepamos distinguir en nuestro interior, lo que constituye un error invencible, de lo que se ha materializado por un defecto en nuestro desempeño.

Una vez más llegamos al juicio personal, a la exigencia íntima del profesional prudente.

Es una tarea ingrata, puesto que contradice el principio de que no se debe ser juez y parte.

Más ¿quién mejor que uno mismo para saber si obró con la aplicación y la capacidad debidas?

La condena por uno mismo, la censura personal, puede resultar muy dolorosa, aunque venga acompañada de una absolución judicial.

De igual forma, la conformidad espiritual, saber que uno hizo todo lo humanamente posible, puede servir de lenitivo a una condena.

Hay que tener aplicación y capacidad

DICHO

12

No hay que comenzar con demasiada expectación

Nunca anuncie nadie lo bien que va a salir todo. Jamás.

Por muy bien que se haga, alguien encontrará un defecto. Aunque haya que

buscar y buscar y buscar…

La esperanza siempre quiere más que lo que se puede hacer. Por eso, el arco

iris nunca es tan intenso como cuando lo imaginamos.

Modera la imaginación. La propia y la ajena

Ser veraz y honrado al presentar el problema y su solución.

Unas páginas más atrás, ha surgido la palabra incertidumbre por primera vez en este texto; probablemente aparecerá algunas más, puesto que el concepto que representa nos ha de hacer compañía durante todo nuestro ejercicio.

Yéndonos al diccionario, el de la Real Academia Española lo define como ausencia de certidumbre y hace este último término sinónimo preferido de *certeza*. Leyendo esta entrada, surge una especie de escalofrío:

1. Conocimiento seguro y claro de algo.

2. Firme adhesión de la mente a algo conocible, sin temor de errar.

El más simple de los problemas médicos, aquél que ni por asomo pensamos que puede salir mal, quizá tienda a complicarse y hacerse enrevesado. Y acabar mal.

Por ello frases tan fáciles de decir como *"No se preocupe que esto no es nada"..."En tres días, solucionado"..."En un par de meses estarás corriendo como un campeón"..."Hoy en día esto no supone ningún problema"*...deben ser erradicadas –literalmente arrancadas de raíz- del lenguaje de cualquier profesional sanitario prudente.

En medicina todo es complejo, muy complejo; quizá si fuésemos conscientes de ese hecho, de que muchas cosas quedan fuera de nuestro control, no estaríamos viviendo estos difíciles momentos en cuestiones de responsabilidad profesional.

Y si todo sale bien –por acierto nuestro o con la inestimable colaboración de la Providencia- alguien encontrará un defecto a subsanar.

Me permito repetir un chascarrillo que habitualmente cuento en clase cada año.

Cuentan que en un Centro de Salud esperaban la llegada de un nuevo Médico y un celestial Personaje quiso aprovechar la circunstancia para conocer el funcionamiento del sistema sanitario español, por lo que ocupó el lugar del debutante.

En la sala de espera reinaba la expectación: *"¿Cómo será el nuevo?"*, se preguntaban.

Por el altavoz surgió una agradable voz que invitó a pasar al primer enfermo, quien resultó padecer una pruriginosa erupción que literalmente le atormentaba. Abrió la puerta y entró.

Al otro lado de la mesa, de espaldas a él, y recortándose en la luz de la ventana estaba el Nuevo. Vestía una larga bata blanca – más parecía una túnica, pensó el paciente- pelo castaño claro, largo y con raya al medio. Una especial luminosidad parecía rodear su cabeza. Dijo entonces el Personaje, sin variar de posición: "*Vete hombre, estás sanado*".

El ya no atormentado paciente, se miró las manos y los brazos, que estaban limpios. Salió de la consulta, ahora sin rascarse.

Los que todavía esperaban, preguntaron intrigados: "*¿Qué tal el nuevo?*"

La respuesta del sanado surgió despectiva: "*¿El nuevo?...¡bah!...¡ni me ha mirao!*".

No hay que comenzar con demasiada expectación

DICHO
13

Hay que tener una conversación jugosa y agradable

Permite conocer más y mejor. Lo bueno y lo malo.

Muchas veces conviene hablar de otras cosas. Pero sin que se olvide el tema central que interesa al otro.

Jugosa y agradable, no es trivial y divertida. Puede ser seria y trascendente.

Forma parte del envoltorio.

Capella

* *

*

* *

Conversar forma parte de la comunicación y hacerlo adecuadamente -sea con pacientes, sus familiares o compañeros de trabajo- siempre ha de producir efectos beneficiosos.

Se debe tener presente que la conversación es un diálogo, *una plática entre dos o más personas, que alternativamente manifiestan sus ideas o afectos*. Surge aquí la imprescindible necesidad de saber y querer escuchar.

Por cierto: la búsqueda de una buena conversación comienza tratando de eliminar barreras en los dialogantes. El escritorio es una de ellas. Levantarse de un alejado sillón y sentarse junto al interlocutor, a su mismo nivel, alivia tensiones.

También al lado del lecho.

A veces es conveniente y oportuno hablar con los pacientes de cosas distintas a su padecimiento. A todos no gusta, pero sí podemos tratar de percibir si alguien necesita *liberarse* de algo más o menos oculto.

Con los compañeros, en reuniones sociales, conviene que no toda la locuacidad se agote hablando del último caso atendido y sus dificultades. En la vida hay más que medicina, mucho más. Se puede charlar de muchas cosas.

Hay veces que en esos encuentros no clínicos, algunos de los presentes solo tengan relación con la medicina por circunstancias de pareja. Salir de nuestro médico *leitmotiv*, es una muestra de deferencia hacia el otro.

Hablar quiere decir dejar hablar; buscar ese término medio en el que se encuentra la virtud; moderar el tiempo empleado en nuestras manifestaciones.

Recordemos, finalmente a Voltaire, a quien se atribuye está frase: *El orgullo de los mediocres consiste en hablar siempre de sí mismos; el orgullo de los grandes hombres es no hablar nunca de ellos.*

> *Hay que tener una conversación jugosa y agradable*

DICHO
14

Hay que moderar la imaginación

Imaginar es imprescindible –es vital, humano y económico. Pero sin rienda

suelta. En especial cuando lo imaginado repercute en otro.

El numen, la musa nos ha de encontrar trabajando.

¿Factible? ¿Asequible? ¿Útil?...¿Por qué no intentarlo?

Y viceversa.

Es preferible no pasar por el trance de la lechera, por su desengaño, al ver que

todo aquello que había imaginado imprudentemente, se va al garete.

Dice Samaniego:

> *"Llevaba en la cabeza*
>
> *una Lechera el cántaro al mercado*
>
> *con aquella presteza,*
>
> *aquel aire sencillo, aquel agrado,*
>
> *que va diciendo a todo el que lo advierte*

«*¡Yo sí que estoy contenta con mi suerte!*»"

Dos errores de entrada; el primero se refiere a la forma de transporte de la cosa importante. Aquello que debemos cuidar, por lo que tenemos obligación de vigilancia, se ha de mover entre algodones.

La segunda es presumir de fortuna cosa que -seamos sinceros- todavía no encuentra el perdón y respeto de la mayoría.

Si uno se siente dichoso, debe bastar el vivirlo personalmente, compartido con un cercano entorno. Ese entorno que se alegrará sinceramente de tus logros.

Partiendo de ahí, Lechera elabora una historia de supuestos, sin contar con la eterna y siempre omnipresente incertidumbre.

Concluye el atrevido fabulista laguardense:

"No seas ambiciosa

de mejor o más próspera fortuna,

que vivirás ansiosa

sin que pueda saciarte cosa alguna.

No anheles impaciente el bien futuro;

mira que ni el presente está seguro".

Lícito es querer mejorar, sin que ese deseo se convierta necesariamente en ardiente, trocándose en la nada aconsejable ambición, que impide el disfrute de lo alcanzado hasta el momento.

De igual forma , el insaciable deseo de más, nublará el entendimiento y no dejará ver los pros y contras de las acciones que se vayan a emprender en cada caso.

Una vez más, el paciente ha de hallarse como núcleo de nuestra acción.

Si lo imaginado puede beneficiarlo y a esa conclusión hemos llegado después del correspondiente razonamiento, lícito es que iniciemos los primeros pasos del procedimiento que hemos imaginado. Pero el paciente o sus representantes deberán ser conocedores de los albures a correr. También del grado de incertidumbre.

Malo sería que quien se desplomara desde nuestra cabeza —a causa de irrazonados movimientos- fuera una persona.

También se rompería, aunque no podríamos acudir a una alfarería para reponerla.

Hay que moderar la imaginación

DICHO

15

Hay que ser buen entendedor

No hay entender sin atender.

Hay que saber entender todos los lenguajes, porque no sólo hablan las

palabras.

Mucho de lo que hay que entender, viene a medio decir.

Entender el presente, para intuir el porvenir.

Capella

Piense en la última vez que alguien le ha preguntado *¿Cómo estás?* y su respuesta sincera ha sido, por ejemplo, "*Bien... pero ¡tengo un dolor de espalda!...*". Apostaría fuerte a que su interlocutor no le ha dejado terminar. Para dolor de espalda, el que tuvo él hace un año o su señor padre, hace un mes. Esos sí eran dolores y no la nimiedad que intenta usted transmitirle

Pese a que la palabra *escuchar* se pronuncia con exceso –hay quien incluso *escuchó* una explosión– hay una parte significativa de la población que no esta por la labor de *prestar atención a lo que se oye.*

Pues bien: en el ejercicio de la medicina saber sintonizar la emisión del enfermo y entenderla, es herramienta indispensable e insustituible.

Dijo Juan Luis Vives que *la diligencia en escuchar es el más breve camino hacia la ciencia*.

Atendiendo a quien está al otro lado del escritorio –como enfermo- podremos percibir gestos, expresiones que nos darán información sobre aspectos de la enfermedad no comunicados verbalmente.

Eso mismo es imposible alcanzar si, mientras el otro habla, fijo la atención en la pantalla del ordenador o hago anotaciones a mano en la historia.

La cara y el cuerpo de las personas son reflejo de su interior; por ello hay ocasiones en las que, al primer aspecto, ya podemos empezar a orientar una impresión.

Sepamos ver las distintas facies patológicas de nuestros pacientes, antes de que nos tengamos que conformar con ver cómo se instala la hipocrática.

El concepto de atender, ha de tener dos presencias conexas en la relación con nuestros pacientes: mirar por alguien o cuidar de él, pero siempre aplicando voluntariamente el entendimiento.

Hay que ser buen entendedor

DICHO
16

Hay que valorar más lo intenso que lo extenso

Pensemos qué, cómo y cuándo hay que decir algo, para hacerlo lo mejor posible de modo que sea fácilmente entendible.

Tanto si la dicha es buena como mala, hay que hacerlo claro y corto. Atención: Claro. Corto. Después se dialoga con seguridad.

No ha de olvidarse que la descripción de la estructura del ADN –con todas sus polémicas- se hizo en 972 palabras. Así de parcos fueron Watson y Crick.

"He estado casi una hora hablando con él y la verdad es que no he entendido nada. Dudo siquiera que verdaderamente haya dicho algo". Mal camino recorre quien deja esa impresión en su interlocutor; ha empleado su tiempo y ha abusado del nuestro para, finalmente, no haber alcanzado objetivo alguno. Las cosas, aunque sean largas y tediosas no van a tener el valor añadido de la utilidad; resultarán simplemente plúmbeas.

Para evitar equívocos y dejar poco espacio a las interpretaciones –quizá parciales, si no manifiestamente erróneas- se ha de utilizar un lenguaje casi azoriniano: claro y conciso.

Ser elocuente; esa ha de ser la idea: acertar en el modo de elegir y distribuir los pensamientos y las palabras en el discurso.

El médico que hable con claridad a su paciente, tendrá bien afirmada una parte fundamental de su trabajo: la de la relación franca y leal. Así, las cosas se dicen usando el mínimo número de circunloquios.

Pero cabe una advertencia: en la obra investigadora, de producción científica, hay ámbitos en los que la extensión –lo largo que es un artículo, por ejemplo- prima. Mas de una vez he oído decir: *"No está mal; pero solo tiene página y media"*.

A este libro, por ejemplo, se le dará una calificación diferente en alguna universidad –con minúscula intencionadamente- en función de que supere o no un determinado número de páginas. En efecto: sin tomar en consideración márgenes, tipos e interlineados, por señalar tres factores que condicionarán su extensión.

También en el actuar vale el prudente consejo.

Tratemos de evitar a aquellos que son capaces de estar hora tras hora en un lugar de trabajo, sin alcanzar el rendimiento buscado. También todos conocemos algún ejemplo.

Por eso resulta conveniente –prudente al fin- saber distinguir al que dice poco y hace mucho de quien es su contrario. El primero será un eficaz colaborador, al que se le podrán confiar tareas con seguridad.

Atención con el segundo: no cumplirá su parte.

Y si es medianamente listo -hábil para sacar beneficio o ventaja de cualquier situación– intentará que sea otro el que pague el pato.

Y nosotros, tampoco hagamos las cosas más largas de lo absolutamente imprescindible.

Usemos el tiempo justo para ser eficaces y eficientes. Esto, cuanto más se ensaya, menos cuesta.

> *Hay que valorar más lo intenso que lo extenso*

DICHO
17

Hay que tener entereza

Sangre fría, mejor que de horchata. Aunque las dos convienen.

La defensa de la razón ha de ser constante e inflexible.

La entereza ante la adversidad engrandece y ampara.

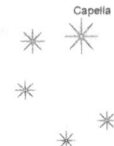

Capella

Piense durante un momento –no demasiado breve- sobre lo que usted entiende por tener razón

¿ Conocer algo como verdadero, seguro, indubitable?

¿ Ser sabedor, seguro de la verdad de algún hecho?

El concepto de tener razón se ha pervertido en muchos ámbitos y la medicina es uno en los que más lo ha hecho.

En las profesiones sanitarias, no se ha de tener razón, sino actuar con razón. Esa es la única forma que nos permitirá dirigirnos a una meta, con menos posibilidades de cometer errores.

Por eso debemos mantener incólume nuestra facultad de discurrir, que eso es tener razón.

Puede haber protocolos y guías de actuación que, aparentemente permiten actuar de forma casi automática con los pacientes. Aplicar uno de esos instrumentos sin hacer una análisis crítico razonado de cada situación, es uno de los mayores errores que puede cometer un médico.

En una declaración judicial, ante la pregunta *"¿Por qué tomó tal decisión?"* no es una buena respuesta *"Porque así lo indicaba el protocolo"*. La buena respuesta es *"Porque después de analizar las circunstancias del caso, llegué a la conclusión de que lo indicado por el protocolo era lo adecuado"*. Ad hoc.

Hagan su razonamiento para responder a la pregunta judicial de *"¿Por qué no aplicó el protocolo?"*.

La máquina no ha sustituido a la persona. Todavía. No hay autómatas con afectos.

Aunque a veces uno duda.

¿Qué busca el enfermo en el médico? Amparo y cuidado.

En estado de enfermedad, las personas nos volvemos vulnerables y buscamos a quienes nos pueden ayudar. Gestos de duda o vacilación vistos en quien nos ha de ayudar, no hacen sino aumentar la angustia.

Ante el paciente consciente, la serenidad y la entereza han de percibirse con claridad. Eso ya empieza a curar, a cuidar.

Las dudas se muestran y resuelven entre bambalinas. Jamás ante el enfermo.

Sin faltar a la verdad.

Hay que tener entereza

DICHO
18

Hay que saber apartarse

La presencia hay que mantenerla el tiempo justo. Ese tiempo marca la diferencia entre el servicio y el estorbo.

La oportunidad puede estar en otro lugar y hay que dejarla llegar.

No siempre se es necesario durante tanto tiempo.

Capella

"Cariño, vámonos a dormir; que estos señores tendrán que irse a su casa".

Eso es en la relación social, sobre la que volveremos en otro momento. Antes actuar prudentemente con el paciente y su enfermedad.

Existe un enorme empeño en tratar de solventar todos los problemas y esa es una grandiosa falla. Especialmente cuando el problema se torna esquivo, resbaladizo. En esos momentos la razón –ya saben- puede enredarse y despejarla para hallar la solución se convierte en ardua tarea.

En tales oportunidades, hacerse a un lado para que sea otro el que aplique sus sentidos a la búsqueda del remedio, es lo recto: justo, severo e intachable en su conducta.

Un empeño inoportuno del sanitario, puede dilatar lastimosamente el hallar lo más adecuado al caso. Y hacer perder a alguien *su* oportunidad

Piensa: mi tiempo mal gastado en un propósito que se escapa, consume el tiempo del otro. A veces de forma infausta.

Cuando análisis, imágenes, síntomas, signos, registros…nos desorienten, pensemos que pueden ser los árboles que no dejan ver el bosque.

Algo de distancia, mejora la perspectiva del panorama. Permite que otro la vea.

Del diccionario de la Real Academia Española; *visita de médico*: visita de corta duración. Pues bien: ni tanto ni tan poco.

Si la palabra y el gesto del médico –la comunicación- ha de ser una competencia a aplicar en la asistencia, seamos coherentes. Cuidemos ese aspecto para mejor curar a quienes dependen de nosotros.

El tiempo justo y necesario para que el contacto personal sea efectivo. Hay que estar dispuesto para recibir y para dar.

Me permito una licencia; todavía veo en televisión, al bombero hablando con el sufrido solicitante que -desprendiendo humo- le pide que acuda a un incendio. La respuesta corresponde a la antología del humorista español José Mota:

"Si hay que ir, se va… pero… ¡ir pa na es tontería!".

Hay que saber apartarse

Hay que conocer nuestra mejor cualidad

Así se podrá perfeccionar y contribuirá en mayor medida a hacernos mejores.

Su conocimiento influirá también en la toma de decisiones, puesto que sabremos acometer empresas que la precisan en mayor medida.

Hay que saber mostrarla con oportunidad.

Capelia

El médico ha de dedicar mucho tiempo al estudio.

Antes de alcanzar el grado profesional, debe superar una primera carrera con obstáculos que culmina con la dificultosa última fosa del acceso a la Universidad, en cuyas aguas naufragan miles de esperanzas todos los cursos.

Después de los años de formación en la Facultad, tienen su segundo paso del Rubicón, que ha de hacerse con la incertidumbre de no saber si la especialización podrá hacerse en el campo deseado.

Tras la formación como especialista, espera el incesante esfuerzo de continuar el perfeccionamiento mediante el estudio y la práctica, cuyo final solo puede coincidir con el cese en la actividad laboral.

En lo relatado hasta ahora, se ha visto a la persona dedicada al estudio de lo que viene de fuera, de todo lo que desde el exterior puede ayudarle a hacer mejor su trabajo.

Lo más cierto es que hay una carencia en la formación de nuestras generaciones, que es el estudio de uno mismo.

Conocer bien cómo somos, que virtudes y defectos nos adornan y afean, respectivamente.

Al dedicar un tiempo a la introspección detallada, podemos llegar a tener una excelente radiografía de nuestro carácter, lo que nos permitirá saber en qué facetas destacamos y cuáles deberíamos mejorar.

A partir de ese buen autoconocimiento íntimo, podremos desarrollar nuestro trabajo de forma que nuestros mejores atributos puedan enriquecerlo, dando tiempo además a fomentar la mejoría de aquello en lo que fallamos.

Usar el don de acierto para prevenir el *don* de errar, en otras palabras.

Un profesional puede ser de trato fácil con el enfermo, por estar dotado de buenas habilidades de comunicación y al mismo tiempo carecer de la facultad de conectarse empáticamente con él.

En tal situación, si el médico sabe mostrar que puede establecer buenas relaciones comunicativas con sus pacientes, tendrá a cubierto una parte fundamental de su ejercicio.

Después quedaría la tarea de saber identificarse y compartir los sentimientos del otro.

Quizá el objetivo no se alcance nunca, hecho no infrecuente.

Pero la capacidad de relacionarse bien con el enfermo nunca se ha de perder.

Hay que conocer nuestra mejor cualidad

DICHO
20

Hay que sopesar las cosas

Nada es tan bueno o tan malo como cuando lo vemos por vez primera.

La reflexión sobre pros y contras hace menos insegura la decisión.

Calma. Sobre todo cuando queda muy poco tiempo.

La observación atenta de la situación, permite ver lo aparente e intuir lo escondido.

Calma. Que no es lentitud, ni apatía, ni desgana.

Hay un refrán que prácticamente todos conocemos, bien por decirlo o por haberlo oído: *vísteme despacio que tengo prisa*. De igual forma es muy fácil que lo hayamos experimentado en algún lance de nuestra vida, cuando hemos tenido que superar alguna dificultad y por precipitación, no ha salido todo lo bien que habíamos deseado.

En medicina, como no podía ser menos, también arrojarse inconsideradamente y sin prudencia a ejecutar o decir algo –precipitarse- es una actitud absolutamente desaconsejable.

Aun en las situaciones que más premura demandan, la adecuada vigilancia se ha de mantener para que no se escape *ese* detalle; quizás ahí este la diferencia entre la buena o mala decisión.

Date prisa despacio y llegarás a palacio, dice otro refrán mucho menos usado.

Los errores en el diagnóstico siguen siendo una de las principales causas de reclamación y la gran mayoría de ellos, se deben a apresuramientos y distracciones. Se quiere cerrar el caso con excesiva rapidez y eso lleva al fracaso. A veces a otro a la tumba.

Ya se ha mencionado que la incertidumbre nos acompaña en el día a día, en todos los aspectos de la vida y más en la práctica de la medicina, donde muy pocos veces seis más cuatro más dos son doce. Por eso hay que examinar atentamente cada caso, con la mente empeñada en el esfuerzo de interpretar lo que nos muestra y manifiesta.

Esto explica lo dificultosa que es la tarea de cuidar la salud de las personas.

Deducir: Sacar consecuencias de un principio, proposición o supuesto. Razonar

Inducir: Extraer, a partir de determinadas observaciones o experiencias particulares, el principio general que en ellas está implícito. Discurrir.

Intuir: Facultad de comprender las cosas instantáneamente, sin necesidad de razonamiento.

La intuición es necesaria en el ejercicio diario, pero no como la que se deriva de la definición inmediatamente anterior. Ha de ser calmada y reflexiva.

Atribuyen a Antón Chejov haber dicho que *si realmente reflexionas, todo es maravilloso en este mundo, todo, excepto nuestros pensamientos y acciones cuando nos olvidamos de reflexionar.*

Hay que sopesar las cosas

Hay que conocer las insinuaciones y saber usarlas

En determinadas circunstancias hay que ensenar algunas cosas, pero dejando una señal interpretable.

Hay que escuchar y observar los indicios en el otro y descifrarlos con espíritu moderado.

Para ambas cosas hay que buscar la ocasión propicia, a fin de no excederse en su uso.

Capella

En un fragmento de *"Mi vida"* del humorista Manuel Gila[2], dice haber trabajado en Londres, como investigador en Scotland Yard. Una de sus tareas, fue la de detener a Jack "El destripador"; no lo hizo con violencia, sino mediante indirectas: al cruzarse en el pasillo del hotel con el delincuente, decía *"Alguien ha matado a alguien..."*; volvía a cruzarse y hablaba de nuevo en voz alta: *"Alguien es*

---

[2] http://www.todocaleta.com/gila-.htm (acceso el 05-04-2012)

un asesino..." Al cabo de días, desesperado por la insistencia, "El Destripador" se entregó.

El manejo de la insinuación, de la indirecta, es un útil instrumento de trabajo que, bien aplicado, rinde excelentes resultados en muy diversas situaciones.

Imaginemos que se trabaja con un compañero en el que estamos observando algún comportamiento que pudiera desembocar en un incumplimiento de obligaciones. En tal situación, nuestro deber es tratar de corregir las circunstancias, antes de que se genere perjuicio a un paciente; si comunicáramos los hechos a quienes pueden adoptar las medidas adecuadas, no estaríamos incumpliendo nuestro deber de confraternidad.

Pero si hay tiempo, usar las insinuaciones con nuestro incumplidor compañero —recuerden, al estilo de Gila- puede hacer que se aperciba de que no está haciendo las cosas todo lo bien que debiera y consecuentemente rectifique.

También con los enfermos —mejor aquí, con los usuarios de los servicios sanitarios- la indirecta puede servir para evitar momentos conflictivos. Por ejemplo, para dar por concluido un período de incapacidad laboral de un *enfermo* del que sabemos positivamente que ya se ha recuperado. En mi trabajo como médico forense, he usado esta técnica en varias ocasiones y ha funcionado perfectamente.

"*Ayer estuve cenando en Pantagruel; muy buena la relación precio-calidad, por cierto*" se le puede decir al obeso paciente, que jura y perjura que sigue a rajatabla la dieta prescrita…y al que se vio en otra ocasión en el citado restaurante, ejerciendo de gran tragaldabas.

En todos los casos, si no hay reacción del paciente, aplíquese la indirecta del padre Cobos[3].

Finalmente, también la prudencia aconseja estar atento a aquellas manifestaciones -aparentemente inocentes- que nos pueden resultar familiares a nuestras actividades.

"No sé cómo hay gente capaz de afrontar una guardia de 24 horas, después de haber estado de juerga el día anterior", nos puede decir un amable compañero de trabajo.

O eso me ha parecido entender...No acabo de estar centrado en los casos...Igual ayer tenía que haber descansado algo más...

Hay que conocer las insinuaciones y saber usarlas

---

[3] Explícita y rotunda manifestación o declaración de aquello que se quería o se debía dar a entender embozada o indirectamente.

DICHO
22

Hay que tener don de gentes

El trato, siempre amable.

El ser amable, es decir, el ser digno de afecto, se construye con hechos.

La persona sólo admirable por la ciencia, es más frágil que la además amable.

Capella

Todos tenemos días malos, en los que somos incapaces de soportar a quien se refleja cuando nos ponemos ante un espejo. Eso nos lo podemos permitir.

Pero como ya se apunto hablando de los estados pasionales, no se debe hacer pagar a un paciente un estado de malhumor.

Volvamos a la vida común; al banco, por ejemplo. ¿Recuerda alguna vez que la directora de su sucursal no le haya recibido con una sonrisa? Seguro que habitualmente se levanta para estrecharle la mano, si no es que sale de detrás de la mesa para mostrarse más cercana.

Resultaría ocioso poner más ejemplos de las muchas cosas que los demás nos hacen amablemente. De lo que estoy convencido es que recuerda mucho más aquella ocasión en la que en la delegación de Hacienda –por decir algo- además de tener que presentar un montón de justificantes, le tocó en suerte la *atención* de un impresentable amargado, que parecía que se hubiera tragado una escoba. El muy lelo.

Palabras, gestos y ademanes hacen a la persona amable y si uno se propone respetar al otro –que eso es también la amabilidad- no ha de suponer ningún gran esfuerzo.

El trabajo se ha de hacer; entonces, ¿porqué hacerlo malcarado?

Un segundo rendimiento de la amabilidad y el buen trato, es su afecto protector, aun en circunstancias adversas.

La mala comunicación es la causa del inicio de un sinnúmero de conflictos judiciales. Este es otro motivo, egoísta ahora, para cuidar el trato con los pacientes y sus familiares.

Finalmente hay que pensar también en el ámbito de trabajo: si tenemos que estar en un lugar un tiempo importante de nuestra vida, deberíamos procurar que el ambiente sea agradable. Amable.

Hay que tener don de gentes

Nunca hay que exagerar

Si hasta lo normal y natural resulta complicado de alcanzar, no es prudente dejar que esperen todavía más de nosotros.

Excederse, sea en lo bueno o en lo mano, es transitar un camino que conduce a un final conflictivo.

Es mejor asombrar por un logro inesperado.

Capella

Pocos consejos de prudencia resultan tan evidentes, que baste la definición del concepto central para atenderlos.

Exagerar es *decir, representar o hacer algo traspasando los límites de lo verdadero, natural, ordinario, justo o conveniente.*

Las exageraciones, sean por exceso o por defecto, pueden regresar a pedir tributo y en ocasiones es de tal entidad que pone en peligro el camino hecho hasta el momento.

Como con otras acciones en la vida, podemos propasarnos tanto en lo aparentemente importante como en lo superfluo; no hay que perder de vista que el mejor de los engranajes, puede detenerse por entremeter un minúsculo grano de metal.

En el incierto mundo de la práctica de la medicina, son muchas las ocasiones en las que el exagerar puede tentarnos; unas pueden preverse y por lo tanto no han de generar problemas. Por el contrario, otras surgen sorpresivamente. Ambas variedades entrañan peligro y el prudente andará advertido.

El cirujano experimentado en diversas técnicas -mas o menos dificultosas- jamás por jamás transmitirá a su próximo paciente, ni más ni menos complejidad de la que tiene la que va a aplicarle. De esa forma, la decisión de aceptar la intervención será verdaderamente libre.

El médico acostumbrado al manejo del arsenal medicamentoso, caerá en exageración si transmite a su paciente lo parvo o insignificante de *su* problema. No es nada seguro decirle, por ejemplo, que *en tres o cuatro días, como nuevo*. Entre otras cosas, por que no puede saberse, es pura especulación: solo una hipótesis sin base real. Es una mentira, en su acepción de *expresión o manifestación contraria a lo que se sabe*.

El terreno de la investigación, los congresos y reuniones científicas, es otro lugar en el que la exageración encuentra terreno abonado.

Es habitual que en la presentación de un Ponente se diga: *"autor de más de ciento cincuenta artículos y cuarenta capítulos de libro..."*. Innecesaria e inapropiada exageración; más prudente sería *"autor de cerca de ciento cincuenta artículos y cuarenta capítulos de libro..."*.

Pero todavía se mostraría más moderación, si se hiciese referencia a la labor desarrollada por el Ponente, en los cinco últimos años y en la materia que será expuesta.

¿Creen que exagero? ¡Ay, si les contara!...

Nunca hay que exagerar

DICHO
24

Hay que corregir la antipatía

La provocada y la sentida.

La persona antipática sabe que lo es. Se reconoce todos los días. Sabe sus

defectos.

La persona antipática nunca es digna de afecto. Aunque puede ser admirable.

Y por lo tanto, más vulnerable.

La antipatía se recuerda siempre, aun después de la mejor de las acciones.

La antipatía del otro no debe influir en los actos de la persona prudente.

Contra la antipatía del otro, como mucho, indiferencia. Indiferencia activa e

imparcial.

Este aspecto de la persona prudente, parece haber sido tratado en un aforismo

anterior; empero no es así.

En el trato uno puede ser agradable, desagradable o ni lo uno ni lo otro. Neutro.

También nos conocemos y sabemos en qué grupo podemos ubicarnos.

Por la observación de los demás, uno es capaz de reconocer comportamientos y actitudes propias que no engendran buenos sentimientos.

Es más: inducen rechazo, aversión.

Tampoco esto es bueno. Si no se puede llegar a ser de trato amable, al menos hagamos lo posible para no hacer surgir en el otro la malquerencia.

Dado que no nos pueden recordar por lo amables que somos, al menos que no nos recuerden tampoco por lo antipático de nuestros hechos.

Otra faceta del asunto es cuando antipatizamos a alguien; esta situación puede verse desde dos ópticas.

Una se da cuando no conocemos a una persona, pero sin saber por qué, nos cae mal.

En esos casos, lo más adecuado –pero no frecuente- es comprobar si efectivamente, la pinta de antipática que tiene refleja su realidad.

Es como aquello de *"No me gustan las ostras"*. Solamente se puede decir con certeza después de haberlas probado.

La segunda posibilidad es cuando definitivamente Fulano de Tal es un antipático de tomo y lomo, un impresentable.

En ambos casos la prudencia aconseja tener un comportamiento absolutamente profesional.

Tomemos como base el artículo 4 del Estatuto del Estudiante Universitario español que dice que tienen el derecho a que no se les discrimine por razón de nacimiento, origen racial o étnico, sexo, religión, convicción u opinión, edad, discapacidad, nacionalidad, enfermedad, orientación sexual e identidad de género, condición socioeconómica, idiomática o lingüística, o afinidad política y sindical, o por razón de apariencia, sobrepeso u obesidad, o por cualquier otra condición o circunstancia personal o social.

Pues bien: por antipático tampoco se puede discriminar.

Hay que corregir la antipatía

Hay que ser hombre juicioso y observador

Sin esas cualidades, la prudencia está en peligro grave.

El buen veedor reúne experiencias propias y ajenas, las deposita en la memoria y en cada momento les da el uso justo.

Hasta en el descanso en vigilia, la observación rinde útiles frutos.

El conjunto de los detalles de cada momento clínico, de cada acontecer, pueden contribuir a su desenlace; no hay dato pequeño, no hay minucias. Convertir algo en despreciable, antes de analizarlo integrado en el conjunto, nos es conducta que demuestre asiento y cordura.

En una reacción anómala, en un dato que no encaje en el curso convencional de la enfermedad –suponiendo que tal normalidad existiera- puede radicar la explicación, la clave del problema. Que tenga o no solución dependerá ya de otros factores. Pero al menos la presencia de esa novedad podrá utilizarse en el futuro…por otro profesional observador y juicioso.

Poco importa si fue antes el huevo o la gallina; el juicio ha de hacernos ser observadores y la observación permite añadir nuevos elementos al juicio. Lo importante es que ambos se retroalimenten.

Veamos a un buen pescador en un muelle; viendo flotar el corcho, permanecerá impasible ante muchos de sus movimientos, aunque interpretará adecuadamente lo que es una suave picada de su futura víctima. Un lego frustraría la pesca, pues tiraría del hilo, al menor movimiento del flotador del anzuelo.

En medicina, más hay que ser como el lego que como el buen pescador.

Una interpretación equivocada por exceso, te podrá hacer perder la presa en la distracción ociosa, más en la profesión, te permitirá tratar mejor a tu paciente.

También observar es guardar y cumplir exactamente lo que se manda y ordena. Faltaría aquí una frase complementaria, para poder transponerla a la actividad médica.

No es conducta cautelosa en la asistencia médica, *cumplir exactamente lo que se manda y ordena*. Eso solo sirve para asuntos que no pueden presentarse ante el profesional con facetas personales, con peculiaridades. De ahí, la paradoja de los protocolos.

La secuencia detallada de un proceso de actuación científica, técnica, médica, etc. definida en el diccionario ha de adecuarse al caso del momento y sus circunstancias.

Sirva como ilustrativo y sencillo ejemplo, la atención prestada a una persona que sufre de *situs inversus viscerum*. Todo muda.

Ya como conclusión -sea verdadera o no, en la forma en la que conocemos, la historia de la manzana de Newton[4]- la observación y el juicio, dan jugosos frutos aun cuando no estamos más que descansando.

> *Hay que ser hombre juicioso y observador*

---

[4] http://www.newscientist.com/blogs/culturelab/2010/01/newtons-apple-the-real-story.html (acceso el 06-04-2012)

DICHO
26

Nunca hay que perderse el respeto a sí mismo

Se ha de procurar actuar siempre de forma adecuada. Más por imposición de uno mismo, que por temor a lo que pueda venir de fuera.

El descuido intrascendente, que no se aprecia en público, merece autocrítica y sanción íntima.

Transigir con los errores propios hace que, cada vez, aumente la importancia del error que se tolera. Y por ende, los hará trascendentes.

La conciencia vigilante de uno mismo, es un extraordinario seguro.

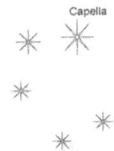

Si se sabe que una cosa se ha de hacer de una determinada manera, no hay ninguna razón para que la hagamos incumpliendo alguno de sus requisitos.

Probablemente mantener esta actitud, tanto en el ejercicio de la medicina como en otros aspectos de la vida, puede ayudarnos a lograr un estado de fructífera alerta, de permanente atención.

Rutina: Costumbre inveterada, hábito adquirido de hacer las cosas por mera práctica y sin razonarlas. Malo.

Decía José Ingenieros que *la rutina es el hábito de renunciar a pensar*.

Pero la rutina – ahora en informática- es también un secuencia invariable de instrucciones que forma parte de un programa y se puede utilizar repetidamente. Mientras se utilice bien, las cosas funcionan.

Lo peor puede suceder si decidimos que algunas cosas, algunos detalles, no son tan importantes como nos dice el *manual de instrucciones*.

Saltándonos esas minucias por que sí, vamos poniendo los ingredientes necesarios para cocinar un fracaso.

Es algo parecido a lo de los castillos de naipes. Lo construimos con mucho cuidado; ya está hecho. Después podemos tener la tentación de quitar alguna de las cartas.

Quizás si las retiramos de los extremos consigamos que la estructura siga en pie.

Pero la caída está cercana.

Es esencial entender que lo importante es que las cosas se hagan correctamente por nuestra propia imposición, no por mandato exterior.

Es como cuando uno vive solo. Aunque siempre hay términos medios, puede tener dos comportamientos radicalmente opuestos.

Está quien lo tiene todo en orden de revista y quien todo anda manga por hombro.

Lo razonable es que la casa tenga los cuidados necesarios para hacer la vida agradable, llevadera, higiénica…pero no porque vaya a venir alguien de visita, sino por mi propio beneficio.

Yo he de ser mi mejor censor, mi cuidadoso crítico.

Eso será bueno para todos.

> # Nunca hay que perderse el respeto a sí mismo

Nunca hay que perder la compostura

En una discusión sin compostura se pierden los respetos.

Voces y aspavientos no dan más razón. Tanto si se tiene, como si no.

A veces, lo único que se quiere hacer pagar caro es la actitud desmesurada.

Capella

✳ ✳
✳
✳
✳ ✳

Modestia, mesura y circunspección.

Eso es la compostura.

Es la modestia virtud que modera, templa y regla las acciones externas, conteniendo al hombre en los límites de su estado, según lo conveniente a él.

Se complementa con la mesura, como expresión de moderación y comedimiento.

Y se completa con la circunspección, que es sensatez ante las circunstancias, para comportarse discretamente; con seriedad, decoro y gravedad en acciones y palabras.

Pensemos... ¿hay algún motivo para llevarse mal con una persona que tiene esas cualidades?

Nuestras relaciones humanas serían mucho más llevaderas, si nos dejáramos tutelar por la reflexión, sean cuales sean las circunstancias.

No es necesario que sean graves o complejas, puesto que las aparentemente inofensivas, no sabemos como han de concluir.

No hay que convertir en azar una simple incidencia del tráfico de vehículos, por mentar el supuesto oficio de la madre del conductor del vehículo rival. No sabemos qué puede tener a mano y cómo va a usarlo.

Sigue resultando triste que –todos los años- mueran personas por semejantes necedades.

Y al decir circulación, bien puede sustituirse por fútbol o política.

Se pierde en lo oscuro de mi memoria un cuentecillo que mi querida *mareta*[5] nos relataba:

Dos hombres hablaban:

- *"Y usted ¿por qué tiene ese aspecto tan magnífico?"*, dice uno.

- *"Es que yo nunca discuto"*, responde el interpelado.

- *"¡Venga, hombre!...¿No querrá hacerme creer eso?"*, insiste el primero.

- *"No"* responde pensativo el salutífero... *"Seguro que ha de haber otra razón"*...

- ...

"El hombre superior no discute ni se pelea con nadie. Sólo discute cuando es preciso aclarar alguna cosa, pero aún entonces cede el primer lugar a su antagonista vencido y sube con él a la sala; terminada la discusión, bebe con su

contrincante en señal de paz. Estas son las únicas discusiones del hombre superior".

Nadie sino Confucio podía haber tenido un pensamiento así.

Nunca hay que perder la compostura

---

[5] Madrecita, en valenciano.

DICHO
28

Hay que ser diligente e inteligente

Pensar pausado y actuar en el tiempo preciso.

La inteligencia ha analizado bien, con calma y pronto. Entonces, que el retraso en el paso a la acción, no malogre el resultado.

Lo que para uno pueden ser unas plácidas y tranquilas horas, para otro puede ser una eternidad de duda o sufrimiento.

La persona prudente, a no ser que sea absolutamente necesario, no lo deja para mañana.

Incluso más que el *vísteme despacio que tengo prisa* mencionado unas páginas atrás, el *no dejes para mañana lo que puedas hacer hoy* es sabio consejo que conviene a la prudencia.

La palabra mañana es uno de esos términos que, en el diccionario, no te dejan las cosas excesivamente claras. Parto de la base de que muchas palabras, si las repites y repites. dejan de tener sentido. Prueben: mañana, mañana, mañana...hasta que se queda en un soniquete ñoño: mañana.

Tanto puede ser un tiempo futuro más o menos próximo, como el día que seguirá inmediatamente al de hoy. O Presto, antes de mucho tiempo.

Pero entremos en interpretaciones: las cosas hay que hacerlas un instante después de que, tras la reflexión y razonamiento precisos, tengamos lo que en apariencia es la respuesta o decisión más segura. O menos insegura, que esa es otra.

Al otro lado de la mesa, en la cama 123, alguien con problemas espera nuestro consuelo; nuestro alivio de la pena o molestia que aflige y oprime su ánimo. Por cierto: en *la 123*, duerme –o lo intenta- una persona con nombre y apellidos. No olvidar esa realidad también es prudente, muy prudente.

¿Verdad que se agradece que los resultados de los exámenes en la facultad se sepan en poco tiempo?

¿A que satisface que el resultado de la oposición no se haga esperar?

Pero – ¡ojo! – los exámenes bien corregidos.

Es lo de la calma de la que tratábamos hace unas carillas: el apresuramiento innecesario nos lleva directos al naufragio.

Consideremos -claro está- que un error de la profesora en la suma de las notas de la evaluación, tiene fácil solución. ¡Hasta las actas se pueden corregir pasado el tiempo!

Pero en el desempeño profesional médico, hay decisiones que no tienen remedio.

Que no sean el apremio ni la premiosidad sus determinantes.

Hay que ser diligente e inteligente

Hay que tener valor y prudencia

El tiempo de tomar la decisión llegará, de forma inexorable, aunque miremos hacia otro lado.

Preferible es tener el dominio en la decisión, a que se materialice por un control externo.

La resolución, sea acción u omisión, siempre ha de ser motivada.

Capella

Por más vueltas que le demos, por mucho tiempo que invirtamos en esperar que el problema se solucione por sí mismo, al final hay que actuar. Aunque sea un problema difícil, si entra en nuestra capacidad, debemos habituarnos a darles salida en el tiempo justo que precisen.

A su vez, por muy fácil que parezca, siempre se ha de emplear el tiempo necesario para permitir la observación del conjunto.

Las decisiones precipitadas, indebidamente aceleradas, no se encaminan a un buen final, salvo intervención de la fortuna, de la suerte favorable. Porque la desdicha, la suerte infeliz, forma también parte de nuestras vidas.

Bien dice nuestro refranero que *buena es la tardanza que hace la carrera segura*. Mas hay que correrla si se pretende alcanzar la meta.

Cuenta Esopo que hubo una vez una zorra que jamás había visto un león. Un día se dio de bruces con una de esas fieras y salió huyendo como alma que lleva el diablo. Días después se encontró de nuevo con la fiera y aun sintiendo miedo, quedó un rato observándola antes de irse. En el tercer encuentro ya tuvo el valor suficiente como para entablar conversación. Pero a distancia segura de su zarpa.

Así, los problemas médicos complejos no dejan de serlo porque los hayamos afrontado una y otra vez. Siempre hay que mantener la distancia de seguridad, el nivel de prudencia y respeto.

Nunca es el mismo paciente y nunca el mismo médico.

En cualquier de los casos, hay que conocer el significado de la palabra valor; de su definición en el diccionario -*cualidad del ánimo, que mueve a acometer resueltamente grandes empresas y a arrostrar los peligros*- hay que fijarse especialmente en el componente que impone el adverbio de *acometer*.

La resolución implica que, analizados ya todos los factores –pros y contras- se tiene la firma creencia motivada de que lo que se va a hacer es lo mejor.

Naturalmente que puede salir mal; pero no será porque no se haya puesto lo humanamente posible en juego para evitar un final indeseado.

Lo hecho, lo resuelto, a conciencia y no por albur.

Hay que tener valor y prudencia

DICHO
30

No hay que ser inaccesible

No estar nunca, es poco prudente.

Dejar que la gente se acerque, es fuente de entendimiento.

La persona con cualidades, las completa con la cercanía al otro.

La afectación en el trato, o es maquillaje de las carencias o afea las cualidades.

La persona prudente debe pensar que, si está muy alejada, puede no escuchar a quien le advierte de un peligro.

El efecto placebo del médico, comienza a actuar en el momento en que el paciente nota que, quien está a cargo de su cuidado, es una persona con afectos positivos, que sabe sentir con él.

Esa médico importante y sabia, habitualmente rodeada por otros profesionales, que va siempre con prisa y no tiene tiempo para romper la barrera con su enfermo, está haciendo ostentación de egolatría.

No estar nunca en el despacho en horas que debes; no descolgar el teléfono por costumbre; no responder correos electrónicos de remitentes que reconoces…únicamente demuestra indiferencia y despego, que denotan menosprecio.

No es que uno deba estar siempre a permanente disposición de los otros; eso también sería imprudente, puesto que restaría tiempo a otras actividades que asimismo son necesarias. Un vez más, el tiempo en su justa medida.

Ser de fácil acceso y trato, indica que sabemos *cuidar el fondo y la forma*, que *sabemos tener una conversación jugosa y agradable*, que *somos buenos entendedores*, *que tenemos don de gentes*, que *no somos antipáticos*, que *sabemos adaptarnos*, que *no nos rendimos a los malos humores*, que *sabemos tener amigos*…por repetir alguna de las cualidades que -hasta el momento- hemos visto que hacen a la persona prudente.

Desde otra perspectiva, quien nunca atiende a los otros por estar demasiado ocupado, corre el riesgo de quedar sin noticia de algo que pudiera interesarle.

Solo un ejemplo: en la era de la Internet, la persona prudente no puede permitirse ciertos comportamientos; los correos que borro sin leer, porque el remitente no es demasiado importante, quizá son portadores de interesantes novedades; dilatar el tiempo hasta la apertura de los mensajes, puede hacernos perder alguna oportunidad. No sería la primera vez…

Así pues, no encastillarse lejos de los otros, no mostrarse ajeno al resto del mundo, es una actitud que rinde beneficios desde muchas fuentes.

No hay que ser inaccesible

DICHO
31

Hay que saber adaptarse

Cada circunstancia precisa un tipo de relación.

Los alardes de inteligencia y méritos, allá donde sean precisos.

Quien está en un nivel alto, debe conocer bien los usos de los que están en los

precedentes. Y practicarlos con naturalidad.

En cada caso, usar lo que es preciso.

Capella

Forma parte del comportamiento prudente, no situarse fuera de lugar y también

procurar que el otro no se sienta desubicado.

En la atención al enfermo es muy importante que nos sienta cercanos; forma

parte del arsenal y deberemos esforzarnos para que las distancias y diferencias,

queden minimizadas. Esa actitud genera confianza, que impulsa la ilusión y el

ánimo. Terreno abonado para la cura, en fin.

Es inadecuado tratar de deslumbrar al otro, haciéndole ver la enorme suerte que

tiene de que tú –Tú- te dignes emplear algo de tu tiempo para ocuparte en su problema. Además, si te muestras tan importante y omnisciente, menos se podrá comprender y admitir un yerro.

Del mismo modo, con el entorno laboral hay que guardar el trato y eso significa de nuevo respeto.

En la introducción ya se ha referido que, en la sociedad, todos somos necesarios para que funcione. El establecimiento sanitario es una sociedad en pequeño en la que todos hacemos falta y en modo alguno debemos cercarnos.

Un buen ejemplo de capacidad de adaptación, se encuentra en Carlos V, a quien se atribuye haber dicho: *"Hablo en italiano con los embajadores; en francés, con las mujeres; en alemán con los soldados; en inglés con los caballos y en español con Dios"*.

Finalmente, algo que no se suele perdonar es que te demuestren que no estás a la altura de las circunstancias.

Una de las tres películas que Alfred Hitchcock dirigió en 1930, lleva por título *Asesinato*; en un momento del filme el apuesto galán –que asimismo es *Sir*- invita a comer en su casa a un matrimonio de actores de medio pelo. Un miembro del servicio dispone la mesa a la que se sientan los tres. El primer plato es consomé; la mujer toma la cucharilla del café y comienza a remover el caldo. En ese momento, el caballero inglés que ya había tomado la *cuchara de consomé*, disimuladamente la sustituye por el mismo inadecuado cubierto que estaba utilizando la plebeya.

Un detalle.

Hay que saber adaptarse

DICHO
32

Hay que contar con buenos colaboradores

En todos los niveles.

Un mal mensajero puede perder el trabajo que se ha de entregar. Seguramente
la culpa será suya. Pero el trabajo del equipo quedará sin entregar.

La competencia en el otro no desmerece la de la persona prudente. Muy al
contrario la engrandece, por su capacidad de elección.

La persona prudente, conoce el grado de tolerancia al error de sus
colaboradores.

Este aforismo, que más parece una verdad de Perogrullo, merece no obstante
más de un comentario.

Tener buenos colaboradores es uno de los pilares para que nuestro trabajo deje
huella.

A nadie escapa que Lorin Maazel, Zubin Metha o Daniel Barenboim, por muy excelentes directores de orquesta que sean, han menester de aquellos intérpretes que sigan los compases oportunamente.

Del mismo modo saben que los instrumentos que han de sonar, deben ser de buena calidad y se les ha de cuidar con esmero para que no pierdan resonancia.

Pues bien: estos dos últimos puntos meramente materiales, ya no son competencia del director. Ha de elegir únicamente al ejecutante; ya se encargará este de que su oboe, pandero o viola estén en las mejores condiciones.

Hay que ceder confianzas a los miembros del equipo, pero resulta recomendable ver que se mantienen alerta. Igual que lo hacemos con nosotros mismos.

No obstante, una de las peores actitudes que pueden adoptarse, es visar, revisar y controlar absolutamente todos los pasos de un procedimiento. Cada integrante del conjunto ha de saber que, con su trabajo y atención, responde por el total del empeño.

Además, ese inapreciable valor que es el tiempo, no ha de malbaratarse en reiteraciones de pasos ya dados por otro.

Un ejemplo típico se da cuando –con confiada base para hacerlo- encargamos a alguien la redacción de un escrito, con el fin de solicitar o aclarar algún aspecto de un asunto. Después de dar la idea, es prudente comprobar que el escrito responde a lo pensado.

Es pérdida de tiempo rehacerlo -si el texto responde al juicio que se quiere exponer- porque quien lo ha elaborado, no ha utilizado las palabras y el estilo que *tú* hubieras usado.

Si se mantiene esa postura, el cronómetro corre inútilmente por tres pistas: el encargo, la primera elaboración y la corrección.

Confía en que otro lo puede expresar tan bien como tú.

En caso contrario, hazte cargo desde el principio. Es una prudente forma de economizar.

Hay que contar con buenos colaboradores

Hay que hacer que comprendan

Ha de procurarse que el otro sepa lo que ocurre y lo que tiene que hacer y esperar.

La persona prudente, después de explicar, pregunta. Así, detecta el error en la comprensión y lo subsana.

El otro es un colaborador principal y debe cuidarse su participación.

Capella

＊ ＊

＊

＊ ＊

Hoy en día, iniciar el tratamiento de una patología sin que el enfermo sea consciente de lo que tiene y qué puede esperar de la intervención médica, ha de considerarse una empresa con mal principio.

Si por las circunstancias que sean, el paciente no es capaz de recibir la información precisa, han de ser los representantes los que la evalúen.

Unos datos que han de ser siempre veraces y honestos. Como ya hemos visto que toda acción médica es una aventura –literalmente: empresa de resultado incierto o que presenta riesgos- la veracidad y honestidad ha de mostrarse igualmente con esta premisa.

El lenguaje utilizado para lograr la comunicación eficaz, ha de encajar con las competencias y aptitudes del destinatario. A cada cual se le ha de hablar con las palabras más expresivas y claras.

Uno de los componentes de la relación clínica que ha de cuidarse con especial mimo, es la comunicación eficaz de los riesgos. Naturalmente se ha de mostrar de forma adecuada la posibilidad de que surjan contratiempos, tanto por actuar como por no hacerlo.

Dadas las explicaciones, ha de verificarse por uno mismo que quien se ha de someter al albur, comprende.

Dijo Séneca: *el que súbito se determina, súbito se arrepiente.* Por lo tanto, quien ha de dejar el pájaro que tiene en la mano, por alcanzar alguno de los cien que vuelan, se merece el tiempo que hay que emplear en ayudarle a que tome la decisión.

Los demás que están en el mismo lado de la mesa, formando el grupo que ha de intervenir en las acciones, también han de comprender las incertidumbres que las acompañan.

Estarán más en guardia.

> *Hay que hacer que comprendan*

No hay que rendirse a los malos humores

El mal humor puede empañar la voluntad o el juicio y predisponer a la culpa.

El trato esquivo o grosero, por mal humor, puede comprenderse. Pero no se olvida.

El otro nunca debe pagar la culpa que no tiene.

Capella

* *

*

* *

Volvemos sobre la necesidad de que la persona prudente ha de tener el ánimo templado.

Los seres humanos somos muy dados a llevar nuestro estado de ánimo allá donde acudimos.

Antonio, el camarero que habitualmente nos sirve la comida en la cafetería, puede venir falsamente revestido de desatención si nuestra percepción se encuentra alterada por algo que nos ha pasado. O que creemos que nos ha pasado.

O lo que es peor, creemos que nos va a pasar.

Todo lo vamos a ver del color del betún y en esa condición, no hacemos las cosas como debemos. Somos básicamente injustos.

Pero peor nos ha de parecer si es Antonio quien se ha levantado malhumorado, por una discusión hogareña por decir algo. Viene tarde con el menú; discute con su jefe; trae fría la sopa; abronca a su compañero…y como colofón, vierte el café en el plato, mojándonos el sobrecito del azúcar. Y no nos lo cambia.

Ni pide disculpas.

Intolerable ¿verdad? ¡Hay que estar en el trabajo!

Los seres humanos podemos tener días buenos y días malos.

Antonio –camarero- por su estado de mal humor, incluso puede llegar a tirarnos el café sobre la camisa o la chaqueta.

Una tintorería soluciona el problema.

Usted –profesional de la medicina- no ha de permitirse esos excesos.

Hay un sinfín de cosas que usted no está facultado para hacer porque esté de mal humor mientras piensa en el maldito mentecato que le ha hecho esa jugada; pondré tres de ellas:

➤ Mirar una radiografía o un análisis, sin la debida atención

➤ Cumplimentar una prescripción, pensando además en la venganza.

➤ Hablar desabridamente al paciente.

Con suerte, solo la tercera tendría una solución tan sencilla, como la de la lavandería para la prenda manchada.

"Discúlpeme señora González; ayer tuve un mal día". Y pelos a la mar. Con suerte, insisto.

Las otras dos -por el contrario- pueden tener muy graves consecuencias para usted.

Y peores para su paciente.

Con respecto a los compañeros, ídem de lienzo. De lienzo y no de ídem, porque las consecuencias no van a ser las mismas.

Se suelen arreglar en la lavandería con mayor o menor esfuerzo.

No hay que rendirse a los malos humores

DICHO

35

Hay que saber negar

Una justa negativa a tiempo, ahorra tiempo y esfuerzos, tanto al que pide como a quien rehúsa.

Aunque la petición sea imprudente, por desajustada en cualquier aspecto, el rechazo ha de ser siempre templado.

Ni el cuidado en la reprobación ni su justeza, hacen amigos. Pero ayudan a quitar hiel.

Capella

Cuando uno esta seguro –bien seguro, ojo- de que la respuesta es *no*, hay que darla sin mayor dilación de la que la prudencia marca.

Aunque una razón puede bastar para la negación, disponer de dos -quizás tres- argumentos de respaldo, allana el camino, disminuye la dureza y aclara la decisión.

"*¡Por que no!*", jamás es una buena explicación. Además de puramente subjetivo, abre un extraordinario campo a la cuestión, a la disputa.

La justificación de una negativa, evita que se pueda sorprender en un renuncio al que impide.

Se ha de partir de la base de que se está obrando desde la buena fe, desde el obrar firme y sincero, ante quien nos demanda algo que debemos negar, por inoportuno , inadecuado o imposible.

Aquí hablamos de prudencia, no de malas artes, de intenciones torcidas.

Para ellas no hacen falta consejos; se basta y sobra la misma naturaleza humana.

Dígasele no, con firmeza, a quien plantea una petición que queda fuera de la adecuada práctica de la medicina. Y quede siempre constancia documental.

"Entiéndame"…"Póngase en mi lugar"…"Aunque desde esa perspectiva pueda resultar adecuado"…" Yo lo veo de forma ligeramente distinta"…" A primera vista sí, pero"…cientos de fórmulas existen antes que la brusca repulsa.

Aunque si ha de manifestarse un firme rechazo ante un porfiado peticionario, hágase y santas pascuas.

El tan manido y español *"vuelva usted mañana"* no debe emplearse si se conoce que *mañana* las cosas no habrán cambiado. Que la decisión es firme y acertada.

Economía de tiempo, palabras y peores humores.

Dice el rico refranero que necios y porfiados hacen ricos a los letrados.

Si se mantiene una línea argumental coherente, bien difícil será que –aun con birretes de por medio- perdamos la razón.

En mi experiencia personal, he encontrado personas que han dicho no y las respeto profundamente; entre otras cosas porque además, me han enseñado.

A otros que me han dicho no, les reservo aquello de ver su cadáver al pasar frente a mi tienda. Hay que ver Mahoma cómo era…

Aunque, en el fondo, tampoco merecen la pena…

Hay que saber negar

No hay que ser desigual, de proceder anómalo

La veleidad es radical enemiga de la prudencia.

Aun pecando de monótono, se han de procurar similares respuestas a problemas semejantes.

Procediendo de esa forma, quien venga a nuestro encuentro, sea para pedir u ofrecer, cuidará más la cuestión.

Capella

Tener un buen nivel de relación y comunicación con los pacientes, es un elemento fundamental para un ejercicio pacífico de la profesión y lograrlo tampoco es una empresa excesivamente dificultosa. Únicamente se debe procurar que nada ajeno al trabajo influya en su desarrollo.

Los problemas personales han de quedar a las puertas del centro sanitario y la respuesta a quien viene a buscar ayuda o consejo, debe ser siempre moderada. Ni excesivamente amable –menos, almibarada- ni de respuesta adusta. En el medio término.

La familiaridad, el trato amigable no es recomendable en la relación profesional. Quien así se comporta como regla general, está más expuesto a que problemas personales le impidan mantener la actitud habitual y deje escapar una respuesta fuera de tono. El interlocutor solo recordará entonces la aparente desatención, olvidando al instante las mil finuras anteriores.

Una mala respuesta, una reacción desproporcionada, ha puesto el encabezamiento de un sinfín de escritos de demanda.

Mejor es mantener un nivel de comedimiento, que es moderación y urbanidad.

Por otro lado, mantener la distancia tiene otro efecto preventivo, cual es dejar menor espacio a la confianza. En medicina nada puede esperase con firmeza y seguridad.

También en las relaciones entre profesionales es provechoso mantener cierto nivel de relación; el paso del tiempo irá marcando las diferencias de trato con los compañeros de trabajo y con aquellas otras personas con las que –además- trabajamos.

Atribuyen a George Washington la frase *"Se cortés con todos, pero con pocos íntimo y cuida a quién le das tu confianza"*. Esto es: moderación en el trato con la mayoría.

Cuidando bien esa faceta, evitaremos situaciones incómodas nacidas al interpretar equivocadamente los otros una aparente afabilidad.

La firmeza en el trato, la respetuosa distancia, no ha de impedir que -quien este realmente interesado en establecer una relación- se acerque con esa recta intención.

De igual forma, la seriedad y formalidad operarán el benéfico efecto de que, el siempre inoportuno tábano, vea reprimida su tendencia a molestar.

Y si en algún momento alguien nos dice *"Nunca hubiera imaginado que fueras como eres"* hay que interpretarlo con íntima satisfacción.

> # *No hay que ser desigual, de proceder anómalo*

DICHO
37

No hay que estar siempre de broma

La persona prudente usa la sonrisa más que la risa. Y sólo cuando ha pensado bien que puede.

Con excesiva frecuencia, el sufrimiento de unos causa la risa grosera de otros.

La persona prudente debe pensar que el sentido del humor del otro también puede estar enfermo.

Comencemos con el diccionario.

Broma:

1. Chanza, burla.

2. Bulla, algazara, diversión.

3. Persona, cosa o situación pesada y molesta.

Así de entrada, no parece que una persona enferma -de mayor o menor gravedad- este para este tipo de cosas.

Probablemente una frase amable, acompañada de una sonrisa, sí puede ser un buen lenitivo para quien sufre.

Hay muchos ejemplos de las cosas que no se deben decir, aunque creamos que tienen una gracia enorme. Sobre todo si se nos ha ocurrido a nosotros.

Recuerdo una escena de la película *El doctor* que protagoniza un buen William Hurt dando vida al *doctor MacKee*. En el despacho, el médico baja la bata que lleva una señora, con cierta brusquedad; está revisando la cicatriz que ha dejado una intervención de corazón y que ocupa la parte central del tórax:

"*Doctor, mi marido es muy buen hombre*" comienza apesadumbrada la paciente. "*¿Cree que la cicatriz desaparecerá?*", continúa, con gesto compungido.

La respuesta del cirujano suena como un latigazo en el alma de la mujer:

"*Dígale a su marido que se imagine que está mirando el desplegable central del Play Boy*".

La enferma necesitaba cariño y compasión, no la zafiedad que demuestra *MacKee*.

Podríamos pensar que, al fin y a la postre, se trata de una película. Mas no podemos dejar de lado que el cine refleja la realidad en la gran mayoría de las historias que relata.

Pero ¿ no conocen a ningún *doctor MacKee*? Aunque no llegue a ser tan despiadado como el de la película.

En las relaciones personales, es asimismo prudente moderar el espíritu permanentemente festivo y jocoso. Hay que tener sentido de la oportunidad.

Hay variedad de graciosos: el cuentachistes, el chistoso (sutil diferencia), el que hace juegos de palabras, el irónico, el faltón, el agudo, el listo…

En todos los casos, lo que los caracteriza es que pasan a convertirse en *gracioso*, en el sentido irónico del tema: molestos y sin gracia.

Bien sabido es que *lo poco gusta y lo mucho cansa*.

No hay que estar siempre de broma

Hay que comenzar con pies de plomo

Tras los rápidos y cómodos pasos dados con unas confortables -aunque inseguras- zapatillas, comenzarán a aparecer las complicaciones.

Incluso empezando así, todavía hay que confiar en que el primer paso se haya dado con el pie derecho.

Después del inicio, no se puede aligerar el paso. Mejor, no se debe; hay que seguir con cautela.

Capella

No es que haya que pedir permiso a un pie para mover el otro, pero sí hay que fijarse en el terreno que se va a pisar. Es demasiado lo que está en juego como para acometer la caminata sin previsión, forzando el ritmo.

La marcha y la carrera de fondo son dos espectaculares competiciones del atletismo.

Como bien es sabido, marca la gran diferencia entre ambas que en la primera siempre ha de haber contacto permanente con uno de los pies en el suelo.

Como en la marcha ha de ser el paso en el ejercicio de la medicina. Siempre en firme contacto con los basamentos, sin carreras ni saltos.

Siempre al paso pero sin alargarlo.

Quizá alguna vez hayan tenido ocasión de presenciar el desfile militar que se hace con motivo de la Fiesta Nacional de España.

Comienza con una parada, en la que el Jefe del Estado pasa revista a la tropa y sus mandos. Están quietos, parados.

Nada aconsejable actitud si se quiere avanzar en cualquier faceta.

Después, comienza el desfile. Primero aparecen las fuerzas que lo hacen a un paso regular y después, separados para evitar conflictos, surge la Legión con su acelerado paso que hace que parezca que van como con prisa.

Cierra la soldadesca demostración el Tabor de Regulares, que desfila pausadamente, como luciéndose y gustándose.

Pues bien, procurémonos un paso firme y seguro.

Eso solo se consigue cuando se está bien pertrechado para la misión a emprender. Si falta algo necesario y acometemos el asunto apresuradamente, el fallo acecha.

Y por mucho que tengamos la costumbre arraigada, no dejemos que la imprudencia profesional halle hueco en nuestra labor.

Todo, claro está, adecuándolo a las exigencias de cada situación.

No olvidemos que Séneca el Joven dijo que *el que pudiendo no favorece al que está en peligro, ayuda a matarlo.*

El tiempo justo para empezar el necesario auxilio.

Sirva la misma precaución para otros aspectos de la vida: caer a un lado u otro en una discusión, atribuir razón a un contendiente, poner la mano en el fuego por algo o alguien…son acciones que también precisan prudentes tanteos previos.

Hay que comenzar con pies de plomo

DICHO
39

Hay que obrar sólo si no hay dudas sobre la prudencia

Aun con la siempre cierta incertidumbre, hay que exigir un mínimo.

Una leve sospecha de desacierto en la elección, debe ser un freno inmediato.

Si hasta de las buenas decisiones pueden salir malos resultados, ¿qué decir de los que resultan de acciones con bases inseguras?

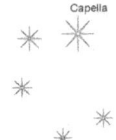

Más allá de toda duda razonable.

Esa es la expresión que se utiliza en los ambientes judiciales para establecer la culpabilidad de una persona en un procedimiento penal.

Se trata de una importación del derecho anglosajón: *beyond a reasonable doubt*. Esta locución no debe interpretarse como más allá de cualquier sombra duda, puesto que eso significaría prácticamente que se está en posesión de la verdad.

Con el primer enunciado -más allá de toda duda razonable- admitimos que puede haber ocurrido otras cosas, pero nuestro convencimiento íntimo nos dice que son muy improbables.

En la jurisdicción civilno se maneja el estándar de la duda razonable, sino que se aplica el de la prueba preponderante (*preponderant evidence*) que se acoge al presupuesto de que se ha de acreditar más la existencia de un hecho que su inexistencia.

Vamos a llevar esto a la medicina, a la siempre incierta medicina.

Al abordar -emprender la realización de algo problemático o dificultoso, no lo olvidemos- la terapéutica de un proceso, se abre un abanico de posibles resultados.

Nosotros, de verdad, el único que buscamos es solucionar el problema.

Que todo salga bien, en tres palabras.

Pero sabemos que pueden suceder otras cosas, no tan buenas para el paciente; incluso malas.

Lo más prudente en el ejercicio de la medicina, es aplicar siempre el estándar judicial que se usa en los procedimientos penales.

Tomo esta decisión porque, admitiendo que algo no buscado puede suceder, lo más probable es que no pase y se logre el resultado perseguido.

Sin precisar gran cavilación, se infiere que este principio ha de aplicarse tanto más, cuanto peores puedan ser las consecuencias.

Esas temidas irremediables consecuencias.

Aunque no lo parezca, aquí se encuentra la base del consentimiento informado, de la participación del paciente en la toma de decisiones respecto a *su* salud, *su* integridad, *su* vida.

Esas dudas razonables, han de ser compartidas con quien ha dejado su padecimiento en nuestras manos, confiadamente.

Por ello, no cabe el fingimiento en la relación profesional.

Hay que obrar sólo si no hay dudas sobre la prudencia

DICHO
40

No hay que esperar a ser un sol que se pone

El hombre prudente no puede permitirse hacer mal las cosas que habitualmente ha hecho bien.

Hay que saber escuchar la palabra bienintencionada; no hacerlo puede tener malas consecuencias. Para todos.

Tras la puesta del sol, seguirán nuevos días y noches a los que deberemos dar vida.

Dijo Confucio: *La verdadera ciencia consiste en conocer que se sabe lo que realmente se sabe, y que se ignora lo que en verdad se ignora. En esto consiste la verdadera sabiduría.*

Por ello también es sabiduría reconocer lo que el paso del tiempo merma en nuestras habilidades.

Intentar con porfía algo para lo que ya no estamos capacitados, puede traer como consecuencia pérdidas; en ocasiones irreparables.

Un primer tremor , puede ser el casi imperceptible cambio en el brillo de los rayos del astro rey que indica su declinar. Hay que vigilar y hacer frente a lo que ha de venir antes de que sean otros quienes lo vean.

A diferencia de lo que sucede en los días y noches, en los que hay claridad u oscuridad alternativamente, en la actividad profesional pueden darse nuevos amaneceres.

Si se ha sido verdaderamente prudente, nuestra vida no habrá tenido un núcleo único; quedarán parcelas por cultivar y a ellas se les podrá dedicar el tiempo que se les haya detraído por la fuerza y exigencia del trabajo diario.

Cada momento de la vida es perfectamente aprovechable. Alejandro Dumas aconsejaba que para aprovechar lo que tiene de fascinante, únicamente hay que mirarla a través de las gafas correctas.

En estas ocasiones –cuando el declinar en la capacidad se hace presente- el examen interno, el ejercicio del autocontrol ha de desempeñar un papel determinante.

También es buen momento de buscar el consejo y la opinión de aquellos con los que estamos compartiendo el trabajo; también ellos pueden verse injustamente afectados por nuestro déficit personal.

No hay que esperar a ir completamente desbotonado para reconocer la incapacidad para enhebrar la aguja y acertar al coser el botón que ha caído.

Pedir ayuda y consejo no es desdoro; muy al contrario es cualidad que adorna al médico que siempre ha sido prudente.

Desde la otra orilla, tampoco es de recibo ver cómo el otrora eficaz profesional, muestra algún signo de deterioro.

No es bueno para nadie y una intervención a tiempo –justa y comedida- puede evitar jornadas de angustia por haber permitido que se materializara un riesgo evidente.

Es lealtad con el paciente, con el compañero y con la sociedad. Es de justicia.

No hay que esperar a ser un sol que se pone

DICHO
41

Hay que tener amigos

Pocos momentos hay tan importantes como los que se invierten en el cultivo de la amistad.

Amistad que sólo pide amistad.

Malo si la persona prudente no tiene amigos. Hacen mejores los buenos y los malos momentos. Ayuda en la duda, consuelo en la tristeza, espejo en la alegría.

Escucha al amigo. Al conocido y a otros, óyelos.

El que solo come su gallo, solo ensilla su caballo, dice un viejo refrán castellano.

La amistad, *ese afecto personal, puro y desinteresado, compartido con otra persona, que nace y se fortalece con el trato*, es una de las mayores riquezas a las que puede aspirar un ser humano.

Probablemente sea mucho más sencillo ser rico en dinero que en amistades. E hilándolo con lo anterior, la prosperidad económica viene habitualmente acompañada de una gran corte de *amigos*. De conocidos, acertadamente dicho.

No quisiera convertirme en crítico del autor de "*El criticón*", pero considero que aquí Gracián equivocó los términos.

En cualquiera de las versiones que se consulten, no se habla de amistad, sino de interés y búsqueda de intereses.

Es necesario tener algún o algunos pocos amigos. Pero con ellos, siempre las cosas claras; el amigo está únicamente para recibir y decir la verdad. Si no es así, no merece tal calificación.

Por ello, quizá este epígrafe hubiera debido titularse

HAY QUE TENER AMIGOS… Y CONOCIDOS

Dice otro refrán que cortesía de sombrero, hace amistades y no cuesta dinero; cierto es y no ha de rechazarse esta postura.

Aquí sí: *amigos, hasta en el infierno.*

Pero sabiendo –con prudencia- que los conocidos escaparán de la hoguera que más quema, sin importarles que seas tú quien se quede ardiendo.

El amigo permanecerá contigo y será tú quien tengas que decirle que se vaya, que ya te ha ayudado bastante. Que ha respondido como esperabas. Con amistad.

También es prudente tener en cuenta, que una relación tan intensa como la que se tiene con el amigo, si se rompe, es prácticamente imposible componerla.

Siempre quedaría como un objeto de cristal de Bohemia roto y recompuesto: *amistad renovada, es como llaga malsana.*

Los otros –los conocidos- se sustituyen. O se les olvida.

Sin más.

O simplemente esperas a ver pasar el cadáver de tú enemigo, como ya hemos reseñado.

Hay que tener amigos

DICHO
42

Hay que ser práctico en la vida

Muchas veces, hay que hacer cosas prácticas. Para nosotros y para la relación con los otros. Aunque no sean realmente precisas.

Podría ser imprudente no hacerlas y aunque no hacen mejor a la persona, tampoco le causan disgusto.

Pero la acción simplemente práctica, precedida siempre de inteligencia y juicio. Como todas las de la persona prudente.

Veamos dos de las formas generales con las que se puede ser práctico: el uso de las horas y las acciones fecundas.

Lo mismo que le sucede al molino con el agua pasada, nos sucede a nosotros con el tiempo que dejamos transcurrir sin más.

Aunque lo nuestro es peor; en el caso del líquido elemento, es posible que –después de transformaciones y lluvias- vuelva a pasar por el mismo sitio y entonces la noria se mueva.

Pero a nosotros, no ha de darnos *Chronos* una segunda oportunidad para reutilizar ni uno solo de los minutos que hayamos dejado pasar en vano, sin vivirlo.

El Eclesiastés enseña: "*Todo tiene su momento, y todo cuanto se hace debajo del sol tiene su tiempo. Hay tiempo de nacer y tiempo de morir; tiempo de plantar y tiempo de arrancar lo plantado; tiempo de matar y tiempo de curar; tiempo de destruir y tiempo de edificar; tiempo de llorar y tiempo de reír; tiempo de lamentarse y tiempo de danzar...*"

Hay que conseguir un distribución de nuestras horas que nos permita sacarles suficiente rendimiento.

No se está hablando -como no podía ser de otra forma- de que hay que estar permanente *haciendo*; lo que hay que procurar es no dejar de *ser*.

El descanso, la compañía de otros, la soledad bien administrada, el uso fértil de los sentidos –un colorido amanecer, un libro cautivador, una suave armonía, un sonoro silencio…- han de formar parte de nuestro ser consciente.

En suma: no hay que perder el tiempo, sino saber emplearlo.

Respecto al segundo aspecto del ser práctico, es bastante más sencillo. Se trata tan solo de cambiar alguna actitud, alguna costumbre propia, por otra que, sin que nos perjudique, veamos que puede mejorar algo.

El refranero aconseja que *cuando fueres a Roma, vive como en Roma.* Por ello es conveniente adaptar nuestra forma de ser a los usos y costumbres del entorno.

Siempre que sean adecuados usos y buenas costumbres que no me perjudiquen, ni dañen a nadie.

Con el paciente en el centro.

Hay que ser práctico en la vida

No hay que convertir en ocupación lo que no lo es

Es mucho más fácil cometer errores en una acción, si no se está familiarizado con los requerimientos del oficio en el que se produce.

Tratar de servir para todo, siquiera intentarlo, denota imprudencia. Es preferible no atreverse, a lamentar la osadía.

Solo en tu ocupación vas a ser capaz de cumplir la obligación de buscar el perfeccionamiento.

Capella

Había decidido contribuir a la economía familiar. Ya trabajaba fuera de casa, más pensó que una ayudita extra vendría bien.

Habló con su marido y le dijo que pensaba comprar un equipo, para ejercer de zapatero remendón.

La primera tarea que acometió, fue la de sustituir un tacón desgastado.

Había que dar el tamaño ajustado al caucho preformado y tomó la afilada cuchilla con su mano derecha, mientras en la siniestra aferraba la goma elástica.

Con la punta y el filo dirigidos hacia sí misma, imprimió un movimiento de bajo a arriba, en la mejor y más corta trayectoria en la que al final se encontraba su cuello.

Como su ángel de la guarda estaba, únicamente fue un rasguño en la piel del triángulo submandibular izquierdo.

Nada que no pudiera solucionarse con un desinfectante y un apósito.

El equipo de zapatero valiente, quedó definitivamente sin uso.

Pero para evitar nuevas tentaciones, el esposo regaló a su casi rediviva compañera un ladrillo vidriado en el que, en brillantes colores, aparecía representada la imagen del oficio intentado con tanta fortuna.

En efecto; también portaba escrita una frase: *"Zapatero, a tus zapatos"*.

Probablemente sea este refrán español uno de los que más sinónimos tiene: *Buñolero, a tus buñuelos...Cada uno a lo suyo...Cada cual por su vereda...Cada uno en su arte...Cada uno en su negocio sabe más que otro...Cada uno en su oficio es un rey...Cada uno trate en su oficio, y deje el del vecino...La misa, dígala el cura... Zapatero solíades ser, volveos a vuestro menester...El que las sabe, las tañe...*son algunos de ellos y a cual más expresivo.

Como curiosidad, parece que los alemanes son más directos: *jeder treibe, was er kann*, es decir, Haga cada uno lo que sabe.

No cabe mayor comportamiento imprudente que acometer una tarea para la que no se tiene la preparación suficiente.

Hace unos años, en el artículo 21 del Código de Deontología médica podía leerse esta frase: *"Excepto en situación de urgencia, el médico debe abstenerse de actuaciones que sobrepasen su capacidad"*.

No era un buen consejo: nadie debe encargarse de tareas que sobrepasen su capacidad.

> *No hay que convertir en ocupación lo que no lo es*

DICHO
44

Nunca hay que quejarse

La queja se debe hacer solamente ante quien puede solucionar el problema

que la causa.

Solo sería admisible la queja, si la causa es algo del todo imprevisible

Y aun así, es muy fácil que la queja se interprete como excusa.

Capella

Somos quejicosos, reconozcámoslo.

Siempre encontramos momentos para expresar nuestra disconformidad con

algo o con alguien, nuestro resentimiento porque las cosas son como son.

La realidad es que, en verdad, no se encuentra alivio con la queja. Porque

sabemos que *eso* que ha provocado mi reacción, no ha de cambiar espontáneamente;

para que lo haga, para que haya mudanza, es preciso un iniciador; alguien que esté

dispuesto a emplear su tiempo y esfuerzo, no ya por uno, sino por todos.

Hay otras situaciones que, por ahora, no parece que puedan cambiarse; incluso

pueden ir a peor. Un ejemplo patente lo tenemos en esa forma de terrorismo que vivimos cada vez que debemos tomar un avión; ese es probablemente el lugar donde uno protesta más inútilmente. Y lo malo es que, adicionalmente, te vas poniendo de mal humor. Consecuencia: al final hablas desconsideradamente al tipo que te pasa el detector de metales, que únicamente cumple con su obligación.

Esas ocasiones son perfectamente evitables. Por eso cabe aquí otro adagio de Séneca: *sin razón se queja del mar el que otra vez navega.*

Otra cosa es por el contrario que, el hecho que provoca la queja, sea noticiable, deba ser puesto en conocimiento de quien puede adoptar medidas para corregir la situación. La persona prudente tiene que actuar, so pena de convertirse en cómplice –por omisión- de las consecuencias que puedan derivarse.

Por ello, no hay que quejarse de que una compañera de trabajo incumpla manifiestamente las normas de asepsia que hay que mantener en la asistencia sanitaria.

Tampoco se soluciona con una queja simple, que un colega se presente a su puesto de trabajo bajo los efectos de alguna sustancia.

Hay que actuar decididamente ante quien corresponda en cada caso.

Esa actitud en absoluto puede considerarse falta de compañerismo. Muy al contrario, es una obligación legal, deontológica y ética que con excesiva frecuencia se incumple.

No es una actitud prudente: ni para nosotros, ni para los pacientes.

Nunca hay que quejarse

DICHO
45

Hay que conocer el día aciago

Hasta la persona más bella, puede un día no estar en su punto. Y también la

más inteligente y práctica

La persona prudente sabe que hay días aciagos. Sea por el entorno o sea por

uno mismo.

Si algo ha salido mal dos veces, no hay que empeñarse en la tercera. Porque

seguro que tampoco irá la vencida.

Esos días, lo único que hay que procurar no dejar de hacer, es respirar.

Aun cuando estamos en las mejores condiciones, con todas las circunstancias

favorables a nosotros, es posible que las cosas nos salgan mal. Imaginemos pues lo

que puede suceder si nos encontramos en uno de esos días en los que parece que

todo nos sale mal, que estemos gafados.

No es que sean muy frecuentes, pero haberlos -como las brujas- haylos.

Esa jornada hay que saber identificarla y actuar consecuentemente: dejemos para mañana lo que no vamos a poder hacer bien hoy.

El día fatídico ha de causar además efectos colaterales; las cosas no me salen como deben salir y me pongo de mal humor; el mal humor hace que no tenga un comportamiento centrado en el problema de otro; al no estar centrado, es posible que deje de lado algo importante…este podía ser un rosario de desaciertos.

En una de esas jornadas infelices, hay que recordar el sabio refranero español: *al desdichado, las puercas le paren perros.*

Todo aquello que no sea plenamente inaplazable, debe visitarse con reiteración, con mayor cuidado de lo que lo hacemos habitualmente. Después y solo después… intentaremos aplazarlo.

También en estos raros casos, la siempre necesaria prudente conducta deberá imponerse tanto más, cuanto peores puedan resultar los efectos de que algo salga mal, cuanto más complejo sea el problema que deba resolverse.

Pero no hay refugio aquí para las supersticiones; han de ser extrañas e infrecuentes fechas, nunca relacionadas con día de la semana o un número del mes.

Tampoco ha de tratarse de una situación de profecía autocumplida, en la que yo mismo, con mi actitud, hago que se materialice algo que no debía suceder.

Hay que conocer el día aciago

Hay que saber sufrir a los necios

Es necio el que no sabe lo que podía o debía saber. Es necio el imprudente, terco o porfiado.

Y también ellos tienen sus derechos.

La persona prudente sabe que el necio puede estar en su mismo nivel o por encima. Con el del mismo nivel, paciencia. Con el del nivel superior, más paciencia.

Si hay poca vigilancia de uno mismo, se puede saltar lindero y convertirse necio.

Capella

La vida diaria nos enseña que a los necios podemos encontrarlos en muy diversos lugares y por ello hay que estar preparados para tratar con ellos sin salir perjudicados, ni perjudicarlos.

Que ya bastante tienen.

Con estas personas, pasa como con los antipáticos: nos pueden caer mal y probablemente no nos iríamos de vacaciones con ellos.

Pero eso no significa que debamos tratarlos de forma inadecuada. No hay que ponerse al mismo nivel.

Si al necio lo encontramos en nuestro trabajo -como paciente- poco se ganará si intentamos que cambie de actitud; suelen ser perseverantes en su estado, irreductibles a cualquier razonamiento.

Ya decía don José Ortega y Gasset que *el malvado descansa algunas veces; el necio jamás*.

Trato correcto, dejando constancia documental de cualquier incidencia que pueda surgir, es lo más recomendable.

Pero ¿qué hacer cuando al que hay que sufrir, lo encontramos todos los días en nuestro trabajo, como compañero?

Aquí el ejercicio de respeto resulta mucho más complejo, puesto que ha de repetirse jornada a jornada.

Tampoco en este caso se hace conveniente nivelarse a la baja.

El problema puede agudizarse si el personaje está en situación de prevalencia y nos pide –encarga, ordena- que le secundemos en alguna necia ocurrencia. En estos casos deben aunarse las manos izquierdas de los posibles damnificados, para evitar que la sandez encomendada se materialice.

Tanto en el caso del paciente como del compañero de trabajo, nada obsta que nuestra mente dedique algún espacio a pensamientos del tenor "*¡Será m....! el tipo este*". Incluso "*¡Será g.........!*". Pero el ademán, claro está, imperturbado.

Como final, un toque de autocrítica constructiva: de vez en vez, es muy aconsejable hacer una introspección, para comprobar si viendo la paja en el ojo ajeno, no soy consciente de la viga que ocupa el mío.

Siempre podremos hacer un esfuerzo y corregir nuestras propias actitudes.

Hay que saber sufrir a los necios

DICHO
47

Hay que hablar con prudencia

Se puede hablar, con total y absoluta libertad, de todo aquello que a nadie compromete.

La persona prudente busca y utiliza en cada momento la palabra justa.

Cuando ya se han dicho, no hay tiempo para recoger las palabras.

Practica la prudencia en el habla con las cosas que no importan. De esa manera será más sencillo con las cosas de trascendencia.

Por ejemplo, del tiempo. Aunque bien pensado, hasta por hablar de lo meteorológico podríamos meternos en algún no buscado jardín. Simplemente recomendando un desplazamiento, porque sabemos de buena tinta que va a hacer un tiempo inmejorable. Sin embargo, llegaron las lluvias. Torrenciales.

Del refranero español: *la lengua no tiene hueso, pero corta lo más grueso.*

La sin hueso es la parte del organismo humano que más disgustos puede causarnos, si no la mantenemos bajo control. Sobre todo porque la utilizamos con una ligereza y facilidad pasmosas. Estoy hablando obviamente, de aquellas partes sobre las que tenemos dominio. El corazón puede darnos los peores disgustos. Otras partes, también.

Si la película de nuestra vida tuviera moviola, las más de las veces la usaríamos para volver atrás y retirar del rollo un fragmento en el que hemos hablado más de la cuenta.

Pero no; cuando damos rienda suelta al habla, ya no hay forma de que lo dicho se pierda en el éter, se esfume y no llegue a quien está oyendo nuestro discurso. Peor si nos está escuchando.

Debemos reconocer que somos muy imprudentes con la palabra y la usamos descuidadamente, como si lo que decimos no hubiera de tener trascendencia para nadie. Y eso sucede en pocas ocasiones.

Esas conversaciones triviales ahora, pueden tener alguna repercusión en el futuro.

Por eso hay que habituarse a conversar siempre con esmero. Así, en el caso de que la plática derive hacia contenidos comprometidos, estaremos atentos a cerrar nuestro caudal oratorio y dejar espacio al silencio que –para Confucio- *es el único amigo que jamás traiciona.*

De forma intencionada no hago más que esta mención al secreto profesional -esa obligación permanente de silencio que contrae el médico, en el transcurso de cualquier relación profesional, respecto a todo lo sabido o intuido sobre una o más personas- porque respetarlo no supone un ejercicio prudente de la medicina, sino un obligación legal que, en nuestro ámbito, se incumple con excesiva frecuencia.

Hay que hablar con prudencia

Hay que saber vencer la envidia y la malevolencia

Estar triste y pesaroso porque a alguien le van bien las cosas: una actitud que multiplica el malestar de uno mismo.

Tanto si el bien del otro es merecido como inmerecido, no ha de reclamar mayor atención. Es aquél quien tiene que sentirlo. Y queda el testimonio del tiempo.

La mala voluntad hacia fuera, detrae atención y energía a hacer lo necesario para obtener nuestras aspiraciones. Gasto inútil pues.

Capella

Debe ser muy triste que la muerte venga a sorprenderte mientras malgastas tiempo y negros humores en pensar males para el otro y te lamentas por tus miserias y desgracias.

¿He tenido sus mismas oportunidades? De tenerlas, ¿hubiera sabido aprovecharlas? Pero ya dijo Ovidio que la envidia -el más mezquino de los vicios- se arrastra por el suelo como una serpiente.

El momento de la envidia – la tristeza o pesar del bien ajeno- ocupa minutos preciosos que han de encontrar mejor acomodo en disfrutar lo que has logrado por tus medios. Porque aunque parezca que *la gallina de mi vecina más huevos pone que la mía*, lo bien cierto es que lo únicos platos que he de comer, los he de preparar con los que en buena ley me pertenecen.

Lord Byron dijo algo muy doloroso y cierto: *La envidia hace muecas, no se ríe.* Pensemos que la risa son movimientos de la boca y otras partes del cuerpo que demuestran alegría.

Y vivir sin alegría…¡es muy triste!, como acertó a decir cierto iluminado.

También el espíritu ha de estar presto para lidiar con la malevolencia y su siamesa hermana, la maledicencia.

A los maledicentes -mientras sigan enlodándose en su inmundicia y falta de arrestos para hablar delante de un mismo- bien se les puede desear que les den morcilla, más no envenenada hasta morir. Si fenecen, dejarán de sufrir su envidia. Y tampoco hay que hacerles favores.

Más el peor espécimen es el malevolente con capacidad de hacer daño.

Se trata de ese hijo –o hija- de la chingada[6] que desde una posición de poder material –nunca moral, obviamente- es capaz de utilizar sus malas artes para perjudicar de forma ostensible a alguien que objetivamente merece un reconocimiento.

No hay mayor bajeza moral, envilecimiento y ruindad. Ni la más valiente aurora ni la más refulgente y áurea luna podrán disimular su repugnante infame actuar.

---

[6] Dice el Diccionario de la Lengua Española de la Real Academia que equivale a hijo de puta. Nomás en El Salvador y México, claro.

Personalmente no me ha afectado semejante situación, aunque seguro que se ha intentado.

Sigo con mi alegría y mis ganas de disfrutar la vida mientras dure. Pero vigilante; porque es prudente saber con quién te juegas los cuartos, qué manos estrechas y a quién abrazas.

Hay que saber vencer la envidia y la malevolencia

DICHO
49

Hay que tener juego limpio

Siempre en buena lid; mirando a la cara sin embozo. Ante cualquier

circunstancia.

La vigilancia, la atención a lo periférico, también forma parte de esa actitud.

La cautela no es reprobable.

Un triunfo obtenido con artificios y juegos malabares, no tiene el mismo

sabor, ni el mismo valor.

Capella

*   *

*

*   *

Este consejo sobre el comportamiento prudente que aconseja Gracián, quizá

sea mejor comprendido-y asumido- por quien ha desarrollado algún tipo de

competición deportiva, especialmente en el campo aficionado.

Bien pensado, asimismo pueden verse más condicionados por su espíritu, los

aficionados a los juegos de mesa, practicados entre familiares y amigos.

No indica moderación y cautela infringir maliciosamente las reglas de un juego o de una competición: eso es hacer trampas. Y a los tramposos –antes o después- se les pilla.

En el salvaje Oeste americano, cuando pillaban a un fullero, lo arreglaban con plomo y fuego. Ahora también sucede, pero son casos menos publicados.

En medicina hay muchas ocasiones de practicar un juego sucio y todas ellas deben evitarse.

Antes de llegar a ser médico, ya comienzan las tentaciones cuando, agobiados por la preparación de un examen, decidimos elaborar lo que hace ya muchos años bauticé como SFAR: soporte físico de auxilio a la respuesta; la tradicional chuleta, vamos.

Aunque pueda parecer una cuestión menor, no es juego limpio y quien utiliza esos artificios, está entrenándose para el engaño. El problema es que quien defrauda y tiene éxito, tiende a repetir y al final pagará su deshonestidad.

Tampoco es prudente hacer anotaciones extemporáneas en historias clínicas, para suplir deficiencias cometidas en el tiempo debido. Ante una investigación -sea judicial o simplemente administrativa- tal comportamiento indica intención de engañar y confundir.

Mucho más aconsejable es trata de explicar de forma convincente por qué no se hizo tal o cual anotación en su momento oportuno.

También en ciencia se puede intentar el engaño; de hecho en la primera década del siglo XXI se han descubierto diversas investigaciones que han sido falseadas por sus autores.

Uno de los casos más sonados ha sido el de Hwang Woo-Suk, el científico coreano que tiene una condena de cárcel, por haber mentido en sus hallazgos en el terreno de la clonación.

Pero hay más, demasiados y a muchos niveles[7].

Como conclusión: no olvidemos que -parafraseando a Descartes- no hay mayor prudencia que no fiarse nunca de quien nos ha engañado una vez.

Hay que tener juego limpio

---

[7] Matías-Guiu, J.; García-Ramos, R. Fraude y conductas inapropiadas en las publicaciones científicas. Neurología.2010; 25 :1-4 - vol.25 núm 01

DICHO

50

Hay que saber usar la verdad

La verdad es una magnífica compañera de rutas y caminos. Aunque a veces pueda apetecer viajar solo.

Se debe decir la verdad sobre las cosas, aunque para cada receptor de una forma diferente.

La persona prudente sabe endulzar la verdad amarga.

Hay verdades casi intolerables que, dichas en fracciones, se asimilan mejor.

El manejo de la verdad, ese difícil mantener la conformidad de lo que se dice con lo que se piensa, requiere al menos tres cualidades personales: humildad, honradez y moderación. Que no son pocas.

La primera de ellas –humildad- nos hace conscientes de nuestras propias limitaciones, una de las cuales es precisamente la capacidad para conocer la verdad de las cosas.

Por ello, no todo lo que conocemos respecto a un determinado asunto o problema, es la verdad en su sentido absoluto. Se trata simplemente de la conclusión a la que hemos llegado, después de haber analizado el mayor número de componentes de la cuestión. Pero no todos; en este hecho radica la necesidad de ser prudente.

Como apuntó el clásico, no podemos esgrimir nuestra potencia para poder ver las cosas con cristales de todos los colores. Algún tono o matiz se nos ha de escapar.

La segunda –honradez: rectitud de ánimo, integridad en el obrar- nos ha de hacer analizar el contexto en el que nos hallamos. Prever las consecuencias de la revelación. No es cuestión fácil intuir qué puede derivarse de descubrir lo que nosotros creemos que es lo que ha de pasar. Hay que recordar entonces la humildad, la limitación –una vez más- la incertidumbre.

Se complementa el obrar prudente con la tercera cualidad personal – moderación- que, habiendo evaluado el contexto, nos hará decir lo más ajustado a cada caso.

¿Qué puede colegirse de lo dicho?

Que hay que volver al control de la inmoderada masa muscular que, en demasiadas ocasiones, obra por libre sin medir las consecuencias de lo que articula y transmite.

La verdad cruda, la que nosotros creemos saber, puede revestirse –debe revestirse- de lo inseguro del conocimiento médico. Es más suave de esa forma.

Viene a mi memoria cómo un aparente ejercicio de sinceridad de un médico, es capaz de arruinar veinticuatro horas de la vida de una persona. Espacio que, siendo corto, resulta muy doloroso. Lo digo por una sufrida experiencia propia.

El mismo médico que ha repetido varias veces: " *Zutano no llega al verano*". Y ya ha llegado tres veces a esa cálida estación.

Cuando se va a decir la verdad hay que situarse -una vez más- en el lugar de quien va saberla.

Suponiendo que sea la verdad.

Hay que saber usar la verdad

No hay que multiplicar por dos una necedad

Si se comete un error, lo prudente es no tratar de encubrirlo con decisiones apresuradas. Lo más probable es que también sean erróneas.

La persona prudente puede cometer un error. Pero no dos veces el mismo.

Se admite la necedad como incidencia, pero no como regla.

Con los errores, pasa como con las falsedades: para defenderlas hay que mentir cada vez más.

Capella

De todos es bien conocido que el hombre es el único animal que tropieza dos veces con la misma piedra.

Es perfectamente aceptable, mientras quien vaya a salir perjudicado sea el zapato de uno mismo.

En nuestro común vivir, podemos ser obstinados y perseverantes en nuestros errores, en nuestros defectos... siempre que con ellos no vayamos a causar un perjuicio a quienes nos rodean.

Y eso es bien difícil.

Reiterar la falta –duplicar las necedades- de forma regular, es la mejor forma de conseguir que, quienes comparten momentos de nuestra vida, lleguen a la incontrovertible conclusión de que somos por completo insoportables. Y a continuación dejarán de soportarnos, si pueden.

Si no pueden, manteniendo nuestra actitud demostraremos cuán poco nos preocupan los demás.

Analizado con absoluta frialdad, la repetición de los errores muestra que esa aparente racionalidad que caracteriza al ser humano, deja mucho que desear.

Ya dijo Séneca que *errar es humano y perseverar diabólico*, perverso.

Si nos adentramos ahora en el campo profesional, una conducta similar va a llevarnos directos al precipicio, a la ruina. Con el desvalor añadido de que, en el camino, vamos a dejar víctimas.

El error en medicina, no debiera repetirse.

Ni como *acción desacertada o equivocada*, ni como *concepto equivocado o juicio falso*.

Las acciones sanitarias precisan vigilancia extrema y aun así, son muy inseguras.

También es conducta del todo imprudente no corregir los errores que no hacen diana, que no tienen consecuencias.

Son como esos *accidentes blancos* en los que únicamente se producen pérdidas materiales y en ocasiones, ni eso.

Sus causas se investigan y corrigen para evitar que, en otra oportunidad, acarreen lesiones o muerte.

Si no las ha tenido en un momento y simplemente se piensa "¡*Menos mal!*" la necedad de no corregir el fallo, se incrementa con una sensación falsa de confianza. Pero en medicina, confianzas, las justas.

¿Cómo vamos a *esperar con firmeza y seguridad* algo en medicina?

> ## No hay que multiplicar por dos una necedad

No hay que malgastar los apoyos

Si tras la prudente reflexión piensas que puedes hacerlo solo, es ocioso usar un recurso que quizá necesites más tarde.

También en este aspecto el ahorro en valimientos, no cansa al valedor.

En cualquier circunstancia, mirando la inclinación del fiel. Atención a si el tiempo te aconseja repensar la primera decisión.

Capella

Una habilidad que debe entrenarse es conocer la naturaleza del problema que se me está planteando y decidir sobre la acción más adecuada para su solución:

1.- Puedo hacerlo bien solo y será suficiente

2.- Puedo hacerlo acompañado y será suficiente

3.- No puedo hacerlo solo, pero sí acompañado

4.- No puedo hacerlo, ni siquiera acompañado.

5.- Puedo hacerlo solo, pero me conviene hacerlo acompañado

La elección de cualquiera de las cuatro primera caras del pentaedro de decisión, denotan análisis y prudencia. La quinta implica un interés secundario.

Mientras uno es capaz de resolver sus propias cuestiones, ¿para qué obligar la inversión del tiempo y esfuerzo de los demás? Si el resultado puede preverse similar —siempre dentro de la incertidumbre- hagámonos responsables. Primera opción.

Anticipo un resultado similar en la empresa si invito a otro a que contribuya a su remedio. Hay que valorar entonces si, al introducir otro factor humano no aumento innecesariamente las posibilidades de error; yo respondo de mi interés, más del correspondiente al convidado. ¿Vale la pena? ¿Es un mal gasto? Segunda alternativa.

Si sumo a mi incapacidad aislada, la competencia de otros es posible que se alcance el fin de la misión. A mi inseguridad, añado la contribución de quienes considero que pueden ayudarme. ¿Querrán hacerlo de verdad? ¿Se comprometerán? Si el asunto sale mal ¿quién se tragará el marrón? Tercera cara del pentaedro.

No puedo y no lo hago. Ni me comprometo, ni comprometo a los demás. Ni me planteo la posibilidad de buscar un respaldo con el fin de hacer algo para lo que no estoy preparado. Prudentísima e inteligente cuarta elección.

Sin compañía soy capaz de hacerlo; pero quizá la participación de otro confiera un valor añadido al éxito, le dé cierta superior apariencia. Aunque tenga que compartirlo. Y deba hacer frente a una deficiencia ajena a mí. Cójase la balanza y póngase en cada uno de sus platillos. La quinta opción que conforma y cierra el poliedro.

El refranero ilustra este capítulo de forma magistral: Al amigo y al caballo, no apretarlo.

Si verdaderamente necesitamos un auxilio o favor, no hay que dudar en solicitarlo. A la persona oportuna y en el momento justo

Y en su caso, sepamos interpretar el valor y significado de una negativa.

Quien bien te quiere también puede –y debe- hacerte llorar.

No hay que malgastar los apoyos

No hay que ser entrometido

Oídos atentos, ojos discretos, lengua corta. Tacto en suma.

En la mayoría de ocasiones es preferible ser llamado y reclamado, antes que aparecer en medio ante la primera insinuación.

Atentos siempre los sentidos para percibir cuando llega el momento de concluir la presencia. No hay que prolongarla.

Entremeterse: Meterse donde no la llaman, inmiscuirse en lo que no le toca.

Hay mil formas de entremeterse y no mostrar la debida prudencia. Verdad es que unas son más evidentes que otras, aunque siempre igual de molestas.

Imaginemos la escena: uno se encuentra en su despacho –que está con la puerta abierta, para no mostrarse inaccesible- hablando con alguien. Súbitamente, una figura se recorta en el vano de la puerta y, en lugar de alejarse y respetar la reunión que tiene lugar, reposa su hombro izquierdo en el marco y espera –condescendiente él- a que concluya la charla. ¿No conocen a nadie así?

Mi reacción habitual ante semejante intromisión, es una mirada rápida al intruso, que me permite percibir si se refleja alguna urgencia en su rostro. Visto que es simplemente mala educación y falta de tacto, cesan las palabras y se endurece el gesto. Funciona. Les aseguro que crea una especie telón invisible, fácilmente perceptible para quien con otros se muestra insistente.

Ser discreto, mostrar respeto a una posible necesidad de intimidad del otro, cuesta bien poco.

Tengo una inveterada costumbre: si estoy en el despacho de otra persona y suena el teléfono, oigo las tres o cuatro primeras palabras de respuesta. Si noto que va a iniciarse una conversación y estoy sentado, me levanto y abandono la estancia. Confío en que quien recibe la llamada tenga el detalle de razonar que, en esos casos, el intruso –quizá involuntario- es el otro.

Otra: *"disculpa que te interrumpa, pero es que se trata de algo muy importante"*. ¿Para quién lo es? Si lo es para el que se entremete, su actitud denota absoluta falta de respeto.

Cuando se llama por teléfono a otro –sabiendo que puede haber una conversación algo prolongada- la prudencia aconseja comenzar con un comedido *"¿Te pillo en buen momento? ¿Puedes atenderme ahora?"*. Solo con ese detalle mueves positivamente el ánimo de tu interlocutor. Además, lo cierto es que siempre se puede llamar un poco más tarde. O casi.

Una última cautela: si te han llamado a una reunión, pero al poco tiempo adviertes que allí no se te ha perdido nada, tampoco está de más excusarse adecuadamente y hacer mutis.

No hay que ser entrometido

DICHO
54

Hay que ser claro

La claridad en la mente debe preceder a la claridad en la palabra.

La persona prudente, que sabe lo que pasa, alcanza a explicarlo bien y se hace entender.

La inseguridad y la duda respecto a algo, también debe decirse de forma clara.

Capella

No sé si me explico.

Es una muletilla que surgió hace unos años y que sigue utilizándose de forma frecuente. Quien la utiliza en exceso en la conversación, puede llegar a hacerte pensar que considera que está hablando con un sandio. Dan ganas de preguntarle si considera que está disertando sobre la teoría de la relatividad especial de Einstein.

Ciertamente hay personas que no están singularmente dotadas para la comunicación y que por su cortedad expresiva, pueden llevar a la confusión al interlocutor.

La expresividad es otra de las habilidades que es muy conveniente entrenar para evitar problemas.

No es que la cosa sea sencilla, pero hay que procurar que nuestro pensamiento esté uno o dos tiempos por delante de la palabra hablada.

Lo ideal es que oigamos mentalmente nuestras frases y si las consideramos aptas, las digamos.

Puede suceder también que después de lo dicho, nos demos cuenta de que quizá no hemos hecho uso del mejor vocablo; es el tiempo entonces para rectificar con el término más adecuado.

En este discurso no debe confundirse el ser claro con la crudeza en la expresión. Pasa como con la verdad. Por ello es tan importante buscar la mejor forma de decir, tanto lo bueno como lo malo.

Haré una breve incursión en lo personal.

En la actividad profesional como perito médico, un componente de capital importancia es el acto del Juicio Oral; ahí se ha de exponer de forma meridianamente clara el contenido del informe escrito que, previamente, se ha entregado en el Juzgado.

En ese trance, se ha de ser extremadamente cuidadoso en el uso de la palabra para que la prueba pericial cumpla su función: el Tribunal ha de entender las conclusiones y a las partes, no ha de quedarles resquicio a la *interpretación* de lo expresado por el experto.

"Entonces usted quiere decir que..." puede argumentar un Letrado. La respuesta ha de ir en el sentido de que lo que se debía decir, se ha dicho; que no hay lugar a las interpretaciones.

Seamos juiciosos y claros en la expresión.

Hay que ser claro

DICHO
55

Nunca hay que hablar de sí

El que habla de sí mismo encuentra con rapidez le necesidad de mentir, sea en los defectos o en los aciertos.

Contravenir esta precaución es la forma idónea de atraer a críticos y aduladores, dos peligrosas especies.

Se corre el riesgo de aburrir; o hacer reír en silencio.

Hay veces que hablar de uno mismo es imprescindible. Por ejemplo, cuando tienes que presentarte a una oposición y uno de los ejercicios orales consiste en la exposición del qué-*bonito-soy*. O cuando remites un currículum para que sea valorado por la comisión pertinente. Pero aun en estas situaciones la prudencia ha de estar presente.

La selección de méritos ha de ser coherente y no denotar intención de suplir la extensión por la calidad y significación de los méritos.

Personalmente y en el límite: nunca haré constar en mi historial que –en dos períodos, de cuatro y tres años, respectivamente- presidí la Comunidad de Vecinos del edificio en el que tengo mi domicilio. Sin embargo, hay quien sí hace constar similares méritos. En fin.

En las reuniones científicas es otro de los entornos en los que hay que cuidar las formas. Si a uno lo invitan a presentar una Ponencia, es absurdo usar más de un minuto en la relación de los méritos del Ponente. Es de suponer que si va a hablar durante media hora –no hay que cansar al auditorio- sobre el *Tema Que Sea*, el orador tiene cierto prestigio. Como ya hemos señalado, ¿quien no ha oído aquello de "...*autor de más de cuarenta libros o capítulos de libros, más de trescientos artículos y más de doscientas ponencias y comunicaciones...*"? Mejor que reine la sensatez.

Sin embargo la circunstancia más peligrosa para alcanzar el ridículo, es la actuación en vivo, en directo. Con nuestros compañeros y colegas. Con nuestro amigos y familiares. Ahí si se tiene la oportunidad de dejar perfectamente claro la clase de fatuidad que preside nuestro ser.

Hay que dejar que se nos conozca por nuestros hechos y reconocimientos, no por el relato personal de nuestras glorias.

Así evitaremos tener que no decir toda la verdad – si no mentir- sobre algunos aspectos de nuestra profesionalidad que no son todo lo brillantes que hubiéramos deseado.

Porque *el mejor escribano, echa un borrón* o *al mejor cazador, se le va la liebre*.

Nunca hay que hablar de sí

DICHO
56

Hay que ir siempre prevenido

En la profesión y en las otras relaciones, porque siempre es preferible la prevención a la curación.

Y al ir preparado -con anticipación- se alcanza un cuidado mejor en las acciones.

La persona prudente sabe que de la ausencia de prevención al descuido, hay una distancia mínima.

Aunque únicamente lo hayamos visto en películas —es mi caso- no cabe imaginar un cazador que, caminando con el rifle entre las manos, vaya distraído en sus pensamientos o manteniendo una animada charla con sus compañeros.

Muy al contrario, se mostrará avizorando el entorno, a la espera de la menor señal que delate la proximidad de una presa.

El cinegético personaje que ha sido esbozado, está poniendo en su actuar lo necesario para alcanzar el éxito en su empresa.

Por un lado es probable que, si las cosas se dan medianamente bien, vuelva al campamento con alguna pieza cobrada y después pueda lucirla en algún lugar de su casa.

Por otra parte, si un bien armado tigre intenta sorprenderle y arruinar su jornada –la del cazador, claro- el estado de prevención mantenido permitirá rechazar el ataque…en el mejor de los casos.

El grado de peligro –y necedad- de nuestro émulo de Mixcóatl[8], alcanza límites inefables si, encontrándose deambulando por el mismo paraje, lo hace con el arma al hombro y completamente dispersa la atención.

Funesto porvenir, sin duda.

El clásico *donde menos se piensa salta la liebre* de nuestro refranero, es habitual en nuestras vidas; tanto en la privada como en la profesional.

En la primera el andar desprevenido puede causarnos disgustos y contratiempos de mayor o menor envergadura.

Por exceso de confianza, podrán fallarnos relaciones amorosas o de amistad; quizás algún indeseable perjuicio económico, por no ver con anticipación lo que finalmente se materializa.

En la vida profesional en cambio, antes de que paguemos nosotros –o pretendan hacernos pagar- por un descuido, por una falta de preparar medios contra futuras contingencias, habrá otra persona perjudicada. En ocasiones muy afectada; incluso habrá desaparecido.

No todo es previsible, cierto. Pero muchas otras cosas sí.

Lo sabemos todos.

Jueces incluidos.

> *Hay que ir siempre prevenido*

---

8 Dios azteca de la caza.

DICHO
57

Hay que saber elegir

La regla de oro para la elección, es pensar razonablemente el mayor número de contingencias que pueden surgir hasta llegar al fin que se busca.

Saber distinguir qué o quién aportaría la mejor solución para un problema, hace elegir con menor posibilidad de error. Es una magnífica inversión en tiempo.

Mejor dos entrevistas que una y tres mejor que dos. Repetir la falsa impresión inicial no está al alcance de la mayoría.

La vida -a partir de un cierto tiempo de existencia- se compone de un encadenamiento de elecciones y el éxito o fracaso que se alcanza en cada momento, depende del acierto en cada preferencia.

No todas las elecciones tienen la misma jerarquía y correlativamente, el grado de satisfacción o disgusto será de mayor o menor trascendencia.

Cito literalmente a Aristóteles: *En realidad vivir como hombre significa elegir un blanco -honor, gloria, riqueza, cultura- y apuntar hacia él con toda la conducta, pues no ordenar la vida a un fin es señal de gran necedad.* La elección de qué se quiere ser y alcanzar en nuestra existencia, es probablemente la más compleja y determinante.

Viene a mi memoria un sucedido de finales de 2004; una alumna de tercero de medicina, que a principios de año me había hecho una especie de entrevista para una publicación universitaria, acudió a mi despacho. Era una brillante estudiante, como todas las que comienzan los estudios de medicina. Después de preguntarme si me había gustado la publicación, me dijo —medio asustada y compungida- que quería dejar la carrera; que se sentía agobiada…que no le gustaba la perspectiva de ser médico…que había entrado en la Facultad por eso que ustedes imaginan: tenía la nota suficiente.

A principios de 2011 vino a visitarme de nuevo; radiante y rebosando bienestar, me dijo que tenía su primer trabajo como periodista…La profesión que había soñado desde bien pequeña.

También nuestros pacientes tienen la facultad y el derecho de elegir, en la mayoría de ocasiones. Efectivamente: es aquello del tan traído y llevado *consentimiento informado.* Debemos recordar que para elegir, para escoger o preferir algo, hay que poner sobre la mesa las opciones. Nadie puede consentir sobre algo que no conoce.

Y en medio, a lo largo de toda la vida —salvo la familia que viene *de serie*- elección tras elección, vamos recorriendo el trayecto. Del tiempo que dediquemos a estudiar las opciones, a analizar qué puede aportarnos y quitarnos cada una de ellas, dependerán los accidentes que conformen su perfil.

En todo caso, dejémonos también consolar por el refranero: *A lo hecho, no hay remedio; y, a lo por hacer, consejo.*

Pero hay que insistir: ante la decisión, pidamos la carta. Como en el restaurante.

Hay que saber elegir

DICHO
58

No hay que ser de cristal en el trato con los demás

Lo normal es que sean solo molinos. No gigantes ni nada que se les asemeje.

No debo creerme tan importante como para pensar que encubiertamente, se está refiriendo a mí. Además: ¿me importa?

La flexibilidad es lo que da seguridad al junco. Aunque también hay que saber ser roble.

Capella

"Me ofendo, me pico y lloro" esta es la frase que vengo oyendo –ya hace cierta cantidad de años- a mis hijos, cuando uno los dos se siente *ofendido* por el otro o por un acontecimiento externo.

Creo que es ocurrencia de Fernan, pero Juanja lo tiene también interiorizado.

Va precedido de un "*¡Ooooooooooooh...!*". La frase se repite con una especial entonación. Los estoy viendo.

Uno no puede sentirse permanentemente afrentado por los demás.

La gente tiene cosas mucho más importantes que dedicarse a zaherir, menospreciar o agraviar al de enfrente.

Reconozcamos que hay tipos que lo intentan; pero eso es harina de otro costal. *En el pecado llevan la penitencia.*

Nuestro humor –eso que debemos aprender a dominar, especialmente cuando está ennegrecido- contribuye a la percepción de los actos y dichos de los demás.

Hay que saber sufrir con paciencia algunas impertinencias de ciertas personas que no piensan en el otro, cuando dicen o hacen determinadas cosas.

También de mi recuerdo personal, veo a mi amigo Pascual –de la infancia y actual, ambos miembros de la UNCLEP, junto a Manolo y Antonio- después de alguna *gracia* mía, dirigirme la mirada pronunciando una lapidaria frase: "*Te crees que tienes gracia, cuando en realidad, lo que tienes es desgracia*". Con la ceja izquierda enarcada. Serio, impertérrito.

Si eres de cristal y nada toleras, se va creando en derredor una imagen que no conviene. Contribuye a hacerte inaccesible, picajoso. No es prudente.

Además, hay formas y formas.

En un seminario sobre violencia doméstica –duro donde los haya, por cierto- una alumna dijo, en voz alta, muy seria:

"*Pues a mí no me molesta que mi novio me llame idiota*".

Sin dudarlo –pero sí meditarlo- me dirigí hacia ella, acerqué ligeramente mi rostro al suyo y mirándola fría y fijamente a los ojos, le dije con cierta entonación:

"*¡Mira que eres idiota!*".

"*Hombre; así sí*", me dijo.

Un ejemplo de la importancia del contexto es que, dependiendo de dónde te encuentres y cómo lo digas, a un español se le puede mencionar a la madre, entre risas y palmoteos de espalda.

Les ahorro los ejemplos.

Además, también es prudente pensar que en ocasiones podemos ser nosotros los que no estamos especialmente acertados en un comentario o acción.

Así que, en acertada expresión de del ya citado gran artista José Mota:

"Las gallinas que entran por las que salen".

No hay que ser de cristal en el trato con los demás

No hay que se malo por demasiado bueno

No hay que darlo todo siempre. Porque cada vez piden más.

Un gesto duro, motivado y a tiempo, da y transmite seguridad.

Hay que saber decir: "No". Sin necesidad de buscar más explicaciones.

Capella

＊　＊
＊
＊　＊

Nuestro diario transcurrir nos enseña que, para los demás, *su* tiempo si es verdaderamente importante.

"*¿Cosme? Mira, me voy a pasar por tu despacho, porque tengo una cosa muy importante para hablar contigo*". Al poco tiempo, aparece Damián quien comienza una prolija exposición de hechos que Cosme –sin acertar en la importancia de *la cosa*- soporta estoicamente. Finalmente, llega a la conclusión de que *la cosa*, sí, tiene cierta trascendencia...pero para Damián; en modo alguno para el abusado de confianza. Simplemente le han hecho perder el tiempo, contingencia que –ya se ha visto- no es nada prudente que se produzca.

Si en un momento anterior se ha dicho que no hay que ser inaccesible, tampoco es conveniente estar siempre a disposición de los demás.

Porque aquellos, a poco que te descuides, comienzan a ocupar *tu* tiempo en el momento que a ellos les viene mejor.

"Pasaba por aquí y me he dicho: voy a subir a charlar un ratito con Job, que hace mucho que no le he visto. Bueno...¿qué me cuentas?"

No me digan que no han vivido alguna escena similar. No digo en qué lado; cada cual que lo piense.

Sucede que Cosme y Job son muy compresivos; son muy buena gente; siempre están dispuesto a hacer un favor; continuamente la mano presta para echársela al otro...

Pues no. No es prudente mantener esa actitud.

La primera de las razones que sustenta el aserto es que, quien se comporta como Damián o el visitante de Job, demuestran una enorme falta de tacto, de sensatez y no merecen esa atención.

Cosme ha de decir a Damián que le adelante algo del asunto –prudente medida– y después de enterado, el primero marcará día y hora para el encuentro; si es que le interesa. Si no es así, una educada negativa es lo adecuado.

Y Job, ante la dicharachera inoportuna visita, le dirá que lo lamenta mucho, pero que está muy ocupado escribiendo un artículo para *Atención Primaria*. O para el *Lancet*. Tanto da.

"Otro día quedamos". Querido.

Bueno, pero no tonto.

No hay que ser malo por demasiado bueno

DICHO
60

Hay que saber utilizar el desprecio

Una cierta indiferencia hacia la cosa a tiempo, puede favorecer su obtención.

Una breve mirada, con la adecuada expresión, es esa imagen que vale más que mil palabras.

Si no hay más remedio que hacerlo, oír sin escuchar es un buen sistema. Solo durante el tiempo imprescindible.

Estos dos aspectos, además de utilizarlos, también es conveniente saber percibirlos.

Capella

Hay palabras que, por influencias culturales y sociales tienen solo connotaciones peyorativas; la aquí comentada es una de ellas.

Despreciar es simplemente no mostrar aprecio hacia una cosa o persona, no mostrar interés manifiesto.

A partir de ese concepto perfectamente aceptable, se pueden urdir determinadas estrategias que tengan como fin la consecución de lo *despreciado*.

Un buen marchante -si quiere concluir un buen negocio- no irá directamente a su pieza anhelada y se extasiará ante ella. Muy al contrario, pasará a su lado, casi sin prestarle atención.

Incluso, en el colmo de la distracción, dejará caer algún comentario despectivo o altanero.

Y en el momento oportuno, se da el golpe. Que no será de fortuna, sino estratégico.

Vista esa útil perspectiva, hay que entrar en otras.

Imaginemos a esa persona que se empecina en intentar hacernos la vida un poco más difícil de lo que ya es de por sí.

También aquí es útil el desdén –ahora sí- y la indiferencia.

Actuar de esa forma ante el impertinente –como quien oye llover- evita que le abramos la cancha para que pueda seguir con sus ataques; sería una forma de colaborar con él.

Tras los pensamientos como sujetos activos del desprecio, no hay que perder de vista que también podemos sufrirlo y hallan acomodo determinadas conductas prudentes, cautelosas.

Un cosas que jamás debe hacerse es, ante una desaire manifiesto, seguir la corriente como si nada pasase.

No hay que imitar a *Hrundi Bakshi*, el hindú que interpreta Peter Sellers en "*El guateque*"[9].

Si nos asignan un taburete bajo para sentarnos a una mesa de comedor en las que todos usan sillas, no hay que quedarse sonriendo.

Más vale una vez *colorao* que ciento amarillo, sentencia la tradición.

Ya en el extremo contrario, también podemos ser objetos de deseo -en cualquiera de las acepciones que el diccionario admite- aun de forma disimulada.

En esto casos, la cautela impone que se haga una autoevaluación y comparación frente a otros concurrentes y posibles contrincantes en la materia en disputa.

Ese análisis ha de ser la piedra de toque del resto de actitudes y acciones.

Después de hecho el juicio propio, prestar la atención a todas las señales y tener prudencia en su interpretación.

Hay que saber utilizar el desprecio

---

[9] http://www.filmaffinity.com/es/film738898.html (acceso el 13.08.11)

DICHO

61

Hay que saber que hay gente vulgar en todas partes

En cualquier población hay más gente vulgar que especializada o técnica. Es

lo común de cualquier sociedad bien constituida.

Por otro lado, también en los ambientes científicos se puede encontrar ese

tipo de personas, ahora en el sentido peyorativo del adjetivo.

Saber que unos y otros existen, permitirá actuar convenientemente cuando se

deban establecer contacto con ellos.

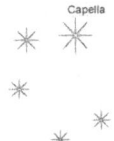

El concepto de vulgaridad también se toma habitualmente en su sentido

peyorativo, aun cuando la realidad es que no debería ser así. Ser vulgar es lo más

normal del mundo, puesto que una sociedad –sea desarrollada o no- precisa que haya

categorías entre sus miembros. El estar situado en un nivel más bajo que otro, no

implica en modo alguno menoscabo personal, pérdida de derechos ni nada de semejante entidad. Tan digno de respeto es el más vulgar de los empleados de una organización, como el director general.

Evidentemente habrá diferencias en tareas, responsabilidades, remuneración, claro está, más solo de ese tenor.

A partir de aquí, la prudencia aconseja que, en el momento de acometer un trabajo en el que debamos contar con alguien más -formar un equipo- deberemos conocer las cualidades de los candidatos, con el fin de elegir a los que destacan, a los que están por encima del nivel vulgar o habitual.

En esa selección se ha de ser cuidadoso y preferir a la persona que hace sobre la que dice que hace. Dice un refrán gallego que *palabras sen obras, guitarra sen cordas*.

El tiempo que se dedique a explorar cuán valioso puede ser un miembro del equipo, estará siempre bien empleado puesto que se economizará en esfuerzos posteriores.

Si por las circunstancias que fueren nos viéramos obligados a tener que contar con alguien no ya vulgar, sino manifiestamente mediocre -de poco mérito, tirando a malo- la vigilancia del equipo deberá redoblarse; ya advirtió José Ingenieros que *es más contagiosa la mediocridad que el talento*.

Visto desde otra perspectiva, también es posible que nos encontremos con una persona absolutamente vulgar, totalmente del montón, que, por razones más o menos confesables, ocupa un puesto de responsabilidad.

Aconseja la cautela que, en tales circunstancias, asumamos nuestras responsabilidades con lealtad hacia la organización, lo que implica no seguir indicaciones o consignas sin fundamento.

Tampoco es prudente tratar de desacreditar al incapaz; este tipo de personas, si se les da el tiempo suficiente, se van poniendo en evidencia poco a poco y acaban por descubrirse.

Solo se manifestará una firme oposición al mediocre, en el caso de que sea imprescindible para impedir la materialización de algo irreparable.

Hay que saber que hay gente vulgar en todas partes

DICHO
62

Hay que tener autocontrol

Si se presiona a fondo el gatillo, el proyectil va a hacer su camino. Por ello,

mejor con el seguro puesto, para evaluar si se ha de levantar. Igual con

la lengua.

El dominio de sí mismo, saber diferir la primera respuesta, permite modularla

y que sea más efectiva.

Es conveniente saber disculparse; pero se tendrá que hacer en menos

ocasiones si se controla la chispa y no prende.

Serenidad: un atributo indispensable para la persona prudente.

La turbación -confusión, desorden y desconcierto- hace que digamos o

hagamos cosas de las que nos tengamos que arrepentir cuando apenas ha concluido

el instante de descontrol.

Si vamos aprendiendo a mantener el reóstato de nuestros circuitos en valores bien altos, se pueden alcanzar grados de aparente imperturbabilidad que rendirán inestimables beneficios.

Por ejemplo servirá de antídoto contra los molestos personajes que pueden aparecer en el camino con la intención de fastidiar, molestar exclusivamente.

Si somos fácilmente excitables, encontrarán el estímulo necesario para continuar con su nefanda intención e insistirán una y otra vez en su impertinencia.

Casi con saña…

De igual forma, si quien se ha acercado a nosotros efectivamente merece respuesta porque ha conseguido penetrarnos, la cautelosa demora en dar respuesta permitirá que esté mejor preparada y bien cimentada.

Permite además, reevaluar la situación en frío y comprobar si el calibre elegido para nuestra respuesta se corresponde verdaderamente con los hechos acontecidos.

Otra utilidad añadida al autocontrol, es que defiende ante malos entendidos y evita las siempre incómodas situaciones en las que uno se debe disculpar.

Si se tiene un genio excesivamente vivo, es probable que se interpreten como agresiones u ofensas, hechos que carecen de la más mínima importancia.

Aparecen entonces las reacciones desproporcionadas.

El paso siguiente –si se llega a la conclusión de que se ha cometido una injusticia- es dar al ofendido las razones por las que se ha tenido la descompensada reacción; si entre ellas se encuentra *"es que yo soy así"*, lo lógico es que despierte en el ofendido turbios pensamientos.

Y una cuestión de suma trascendencia: si se han de ofrecer disculpas, cuanto antes se haga, mejor.

De esa forma no da tiempo a que se asienten los rencores y se elaboren desafectos secundarios, que siempre son más difíciles de remover.

En un punto intermedio encontramos otra técnica que bien pudiera denominarse de *recoger velas*.

Puede haberse iniciado la reacción anómala, pero poco después –cuando el incendio no ha tomado suficiente fuerza- podemos darnos cuenta de que nos estamos pasando de la raya.

En tal coyuntura, se demuestra cautela si se trata de reconducir la situación para procurar que los perjuicios sean menores

Ser rápido de reflejos para controlar las reacciones, tiene grandes ventajas.

Como en tantas otras cosas, todo estriba en intentarlo.

Hay que tener autocontrol

DICHO
63

Hay que conocerse a sí mismo

Es imprescindible sabernos. Aunque a veces pueda disgustar.

La persona prudente sabe cómo es. Así puede tratar de corregir sus defectos y

potenciar sus virtudes.

Si nos conocemos bien, podremos hacer que lloremos o riamos por nosotros

mismos.

¿Quién es ese tipo que me observa fijamente en el espejo al que miro?

No hay alternativa.

Soy yo mismo que, cada mañana, antes de comenzar la jornada –sea laboral o

no- he de afrontar los diarios retos que van a ir surgiendo de forma incesante,

minuto a minuto.

Quizás no sean asombrosos desafíos; pero seguro que todos, de una forma u

otra, van a condicionar el devenir de cada jornada.

Vivir con la única absoluta certidumbre de que el siguiente minuto es irrepetible, hace percibir la existencia como algo merecedor de ser aprovechado. Aunque, ¿somos verdaderamente capaces de disfrutarla?

Para poder hacerlo, es necesario conocer muy bien al tipo del espejo. Conocerlo por dentro, claro está.

Debemos dedicar tiempo a realizar nuestro propio análisis.

Sabiendo cómo somos -conociendo lo que realmente nos importa- podemos llegar a anticipar nuestras reacciones ante las eventualidades que puedan presentarse.

La persona prudente precisa de una intima escala de valores y ha de obrar procurándole el máximo respeto.

Por tanto no puede permitirse actos irreflexivos, si pretende una existencia amable.

La ausencia de razonamiento previo a la acción, nos lleva por angostos caminos de incierto final.

Si conocemos bien nuestros principios, estaremos preparados para responder adecuadamente a quien trata de ofendernos o perjudicarnos.

Ante su ataque, sabremos de forma inmediata si se trata de un intento vano de agresión o si, por el contrario, merece una respuesta contundente.

Siempre meditada y adecuada.

El más conocido dicho acerca de las ofensas queda más completo así: *no ofende quien quiere sino quien puede y sabe*.

El bien saber sobre uno mismo, permite también percibir cuál es nuestro estado general antes de afrontar un reto profesional.

Si por fas o por nefás advertimos que no es el mejor momento para tratar de solucionar un problema, convendrá aplazarlo.

Siempre en beneficio de todos.

Hay que conocerse a sí mismo

Hay que repartir nuestra vida con sabiduría

Los días tienen veinticuatro horas y no hay que desperdiciarlos haciendo una sola cosa, además de dormir.

La persona imprudente, de pronto, se dará cuenta de que ya no puede hacer aquello que ha pospuesto iteradamente.

Amigos, familia, ocio, reposo, trabajo, yo: son los ingredientes, por orden alfabético, que hay que mezclar con talento.

Capella

* *

*

* *

"*No me gusta cocinar*".

Es una frase que he dicho muchas veces, en respuesta a algún amigo o conocido que acababa de degustar alguna de mis preparaciones culinarias.

Podía ser un asado, un potaje o un guiso; quizás un arroz –en diversas variedades- o una *fideuá*. Pasta italiana, pudiera ser. Porque soy un buen cocinero…aunque insisto en que no me gusta cocinar.

Pero si hay que cocinar, se cocina y hay que procurar hacerlo bien; con cuidado; sabiendo elegir los ingredientes necesarios, dedicando el tiempo adecuado a su preparación y vigilando con esmero los tiempos de cocción.

Es como la vida, que hay que saber vivirla con dos certezas: no la vamos a repetir y no sabemos cuándo va a concluir.

A partir de ahí todo es cuestión de aportar los ingredientes necesarios para que resulte lo más sabrosa que sea posible.

Los ingredientes están expuestos en la tercera de las frases introductorias del aforismo y hay que tener la suficiente habilidad para buscarles espacio y tiempo.

La gran diferencia entre la vida y la cocina, sin embargo, es que la primera no te dará una segunda oportunidad y tienes que ir modificando la composición sobre la marcha.

Mi primer guiso de añojo no supo como los que hago ahora.

Amigos, familia, ocio, reposo, trabajo, yo: ¿qué poner de cada? Muy sencillo: la cantidad necesaria para que cada jornada llegue a su fin encontrándonos satisfechos; al menos moderadamente cumplidos.

Nada -absolutamente nada- en exceso va a llevarnos por un buen derrotero. Y recordemos que no siempre se dispone de oportunidad para rectificar.

Séneca dijo que *solo es loable la ambición por no perder el tiempo* y a ello nos debemos aplicar, cuanto antes mejor.

Cada uno ha de averiguar en su devenir, qué dosis precisa de cada componente para sentirse *bien* y ha de buscar las oportunidades para administrárselas. Siempre – discúlpeseme la insistencia- sabiendo que "*mañana lo haré*" no es un futuro simple, sino un futuro completamente inseguro.

Mis alumnos – a quienes va dedicado este libro- saben que una de las pocas recomendaciones que les hago para su futuro, es que no se olviden jamás de disfrutar de la vida, de ser felices.

Amigos, familia, ocio, reposo, trabajo, yo: todos imprescindibles para la receta, ninguno sustituye a otro.

Y si lo hace puede dejar un regusto amargo.

Cuantos menos de ellos pongas, más sosa te resultará la vida.

> ## *Hay que repartir nuestra vida con sabiduría*

DICHO
65

No hay que ser solo paloma

Reposar la rama de olivo en el suelo y dejar entrever que, si es preciso, también se puede ser gavilán.

Cada vez quieren más, en cantidad, importancia, rapidez y frecuencia. Un toque de atención a tiempo evita conflictos.

El cambio de aspecto y comportamiento, elegir el plumaje en suma, ha de ser una decisión personal razonada, no al primer pronto.

Capella

* *
*
*
*

Un rugido a tiempo —aunque solo sea del estilo de los del *león de la Metro*— puede permitirnos establecer unas defensas, un arco preventivo, ante lo que en algún momento podría convertirse en abuso.

La buena voluntad, el estar siempre dispuesto a asumir una tarea sobreañadida, o tan solo hacer un favor, son elementos constituyentes de la personalidad que también se debe saber administrar con sabiduría y cautela.

La imprudencia de las personas ante los que –habitualmente- son capaces de sacrificar su esfuerzo y su tiempo en ocupaciones sobrevenidas, las convierte pronto en insaciables depredadores que cada vez quieren más. Y además, lo que inicialmente se hace como concesión, al poco, de forma insidiosa, se puede llegar a convertir en una nueva obligación, ahora impuesta por la costumbre.

Además, este tipo de abusador es de los que sigue el refranero y sabe que *mejor es lamiendo que mordiendo,* por lo que suelen empezar con adulaciones. *"¡Qué bien dotado estás para estas cosas!" "Es que tú lo haces todo fácil" "¡Ya quisiera yo tener tu capacidad de trabajo"*...y en cuanto te descuidas, tienes una nueva obligación.

Un trivial pero ilustrativo ejemplo: en un despacho u oficina en el que haya una cafetera, lo más habitual es que haya uno de los que trabajan allí que siempre prepara el café. La razón no es que sea un avezado alquimista de la aromática infusión: simplemente *siempre* lo prepara él. Y ojo que además no le toque comprar –y pagar- el fruto del cafeto.

Puede aceptarse –faltaría más- el hoy por mi y mañana por ti, pero siempre vigilantes a que haya un perfecto equilibrio en las ocasiones en las que se repiten los términos *mañana, mí* y *ti.* Cualquier desequilibrio en ellos llevaría indefectiblemente al abuso.

Por todas estás razones hay que demostrar firmeza de espíritu y dejar bien patente, sin perder las formas ni la educación, que somos perfectamente capaces de oponernos y negarnos a hacer algo que comienza a desprender cierto desagradable tufo.

En cualquier caso la astucia —otra cualidad imprescindible para la persona prudente y perspicaz- es la que ha de aconsejarnos el tipo de revestimiento que se debe adoptar en cada ocasión y cuánto tiempo ha de mantenerse.

No hay que ser solo paloma

No hay que despreciar los males porque sean pequeños

Los leves contratiempos repetidos pueden llegar a ser como la gota china.

Hay que atenderlos antes de que pasen a mayores.

Un pequeño perjuicio puede ser presagio de un mal mayor.

Atender lo aparentemente baladí, beneficia a todas las partes implicadas en un determinado asunto.

Capella

* *

*

* *

Recuerdo que unos pocos años mi niñez transcurrieron en Benidorm –un pueblo que nacía entonces al turismo- y en sus playas me hice consumado constructor de castillos de arena.

Un primer secreto para hacerlos bien y que duren, es elegir la ubicación. Alejados del agua, hasta de la marea alta y a resguardo vientos. Aun así, ese tipo de construcciones tienen una vida muy breve. Aunque no se vean embestidos por una potente ola, la simple humedad del ambiente va minando su estructura; de igual forma, la más suave de las brisas va llevándose granos de arena y desdibujando los contornos de las murallas.

Y al final el castillo –desmoronándose- termina por desaparecer.

En las actividades sanitarias no hay males pequeños y cuanto más atención se preste a su prevención y remedio, iremos restando posibilidades a que los asuntos no ya se desmoronen, sino que se derrumben con estrépito.

Mostrarse permisivo con una pequeña equivocación, es imprudencia que únicamente conduce a la aparición de perjuicios, de forma más o menos temprana. Y cuanto menor es el fallo, más sencillo puede resultar el adoptar las medidas para que no se repita.

Si es cierto que a grandes males grandes remedios, también lo es en su menor sentido. Además, con los males pasa como con los enemigos: que no los hay pequeños.

Es en la *Historia natural* de Plinio el Viejo donde aparece su célebre *malum quidem nullum esse sine aliquo bono*, que se ha vertido al castellano como el muy usado *no hay mal que por bien no venga*. Así pues, los pequeños males también han de verse desde la perspectiva de lo bueno que aportan y prestarle la debida atención.

También la experiencia en lugares de montaña es bien pertinente, ya que quizá pudieron impedirse ciertas muertes, si quien tuvo en su mano detener la pequeña bola de nieve en la cumbre no hubiera mirado hacia otro lado.

Todo importa. No corregir pequeños defectos, nimios fallos en el sistema, es una forma de tolerar riesgos prevenibles.

Ni ante un tribunal –ni ante la propia conciencia- resulta prudente admitir que no se pensó en que, aquella aparente pequeñez, podía traer tan desastrosas consecuencias.

Y ahora ya no hay remedio.

Hay que despreciar los males porque sean pequeños

DICHO
67

Hay que saber distinguir al hombre de palabras del hombre de hechos

De no hacerlo, culminar un trabajo en equipo es tarea inalcanzable.

En un trayecto, tan importante es el primero como el último trecho; por ello hay que buscar la compañía idónea para no quedar en el camino.

La facundia no puede suplir a la factura.

Probablemente este punto tenga su mejor aplicación en la relación con los compañeros de trabajo y los allegados que con los pacientes.

Aunque bien pensado, también en ellos resulta conveniente distinguir al hablador del hacedor.

Son dos tipos perfectamente discernibles.

"Tú no te preocupes… esto lo hacemos en nada… déjame a mi… en cuanto acabe lo de Burgo de Osma, me pongo con esto…"

Independientemente de que lo de El Burgo de Osma – punto eminente del camino de destierro de El Cid- pueda ser de capital importancia, lo cierto es que hace varios años que *está a punto de terminar...*

No. Mucho cuidado con quien mucho promete – el que se obliga a hacer dar algo- y después no muestra resultados; rédito, hablando de capitales.

Es cierto que - de entrada- uno puede ser sorprendido; pero solo de entrada.

Al poco del transcurso de cualquier empeño en el que se ha involucrado a un grupo, es perfectamente distinguible la rémora. Al acantopterigio, quizá habría que ayudarlo y enseñarle que esa no es forma de vivir

Al que detiene, embarga o suspende, no hay que darle cancha. Y además que se entere que ha sido sorprendido. Que esa es otra. El chupón, el que se apunta a un bombardeo por si le cae algún beneficio, ha de ser descubierto. Pero con la debida discreción.

Tampoco es que uno tenga que ir pregonando las faltas de alguien -también Gracián aconseja que *no hay que ser acusador-* no es eso.

En ocasiones, ante la petición de una opinión sobre alguien, el silencio clama.

Desde la otra orilla, encontramos a quien nos busca para hacer un trabajo. En esta tesitura, la prudencia nos ha de hacer consultar prestos la fiabilidad del peticionario.

En tiempo de hoy, nadie puede esconderse. La Internet puede descubrir lo inimaginable.

Ante una propuesta de colaboración de alguien desconocido, mucha prudencia. Veamos quien es y que ha hecho hasta el momento.

En similar situación planteada por un poco conocido, prudencia. Ponte a laborar en el asunto, pero pidiendo información sobre el curso de la materia en la que se trabaja.

Y si es la petición de un conocido, bien conocido, salta este apartado. Si te ha de engañar, te engañará.

> *Hay que saber distinguir al hombre de palabras del hombre de hechos*

DICHO
68

No hay que creer ni querer fácilmente

La credulidad y el encariñamiento ligero son malos hábitos en cualquier circunstancia.

La persona prudente cree poco; ha de buscar algo de demuestre lo acertado del juicio. Aunque sea un escrúpulo.

Lo que con facilidad se instala, cuando se percibe el error, no sale con igual presteza sin dejar secuela.

Capella

Quien incumple cualquiera de las dos recomendaciones, se expone a ser víctima repetida de la decepción, circunstancia que afecta al espíritu y a la conciencia. La sensación de pesar causada por un desengaño, también es educativa, aunque vuelve a la persona desconfiada.

Debe volverse a la cautela del término medio, al punto donde la expectación hace mantener una sensata espera de los acontecimientos.

Como dijo el fabulista Fedro, *es peligroso creer y peligroso no creer.*

Si se apuesta con fuerza y riesgo en el primer envite, el fiasco puede dejarnos sin qué jugar en la mano siguiente y –lo que es peor- sin ganas de continuar.

Si se duda y desconfía manifiestamente, se puede estar contribuyendo al fracaso de la empresa porque se nos perciba como faltos de compromiso.

Por ello, déjese que palabras y sobre todo hechos, vayan haciendo un camino que, quizás después, se pueda recorrer en compañía grata y confiadamente.

Además de la prudencia al creer en las capacidades del otro, se ha de ser especialmente cuidadoso y precavido ante los elogios, sean a uno mismo o a terceros.

Una crítica argumentada puede denotar mejor querencia que cien comentarios aduladores.

Atención ante quien te dice que todo lo que haces es perfecto, sin mácula. No reconoce en ti al ser humano y quiere hacerte creer que estás más en el Olimpo, apartado de la realidad.

Respecto a las cuestiones del querer, se han de distinguir los innatos de los sobrevenidos.

Los primeros, los que vienen con la sangre directa, pueden permanecer y crecer enriqueciéndose, aunque también en ocasiones llegan a su término, de forma más o menos dolorosa, incluso trágica.

Con palabras de la Real Academia Española: el amor es un *sentimiento intenso del ser humano que, partiendo de su propia insuficiencia, necesita y busca el encuentro y unión con otro ser.* Hay que contar pues con el querido, que a veces falla.

Los *quereres* aparecidos, aquellos que van surgiendo a lo largo de nuestra vida, también han de comenzar con vigilancia y dejar que vayan instalándose en nosotros piano piano.

Más hay que creer y querer.

Porque a una vida plena también contribuyen los desengaños.

No hay que creer ni querer fácilmente

DICHO
69

Hay que actuar siempre como si nos vieran

Porque siempre hay alguien que nos ve. Siquiera sea uno mismo.

No es el vigilante de la norma quien debe hacérnosla cumplir. La norma en sí

debe ser suficiente.

Si no nos miran ahora, nos mirarán mañana. Y entonces ya se puede haber

instaurado el mal hábito.

Capella

Para que una sociedad funcione, es del todo preciso que la convivencia entre

sus miembros esté bien regulada. Necesitamos leyes, normas de conducta que nos

indiquen qué puede hacerse y qué no; dónde y dónde no; cómo y cómo no; cuando y

cuándo no… ahí tenemos las pautas, el guión.

Después viene lo más complicado: el mayor número de personas –de socios,

podríamos decir- ha de actuar de conformidad con lo que señala el reglamento.

Así todo funcionaría bien y los malos cumplidores, destacarían.

Pero lo cierto es que el ser humano (el único animal racional de la Creación, no se olvide) para preservar la policía -buen orden que se observa y guarda en las ciudades y repúblicas, cumpliéndose las leyes u ordenanzas establecidas para su mejor gobierno- ha de valerse de la Policía, en su más amplio sentido.

Admitiendo que murieron justos en Sodoma, la realidad es que precisamos que se nos vigile.

Fuerzas y Cuerpos de Seguridad del Estado –Cuerpo Nacional de Policía, Guardia Civil, Policías Autonómicas, Policía Local- y Compañías de Seguridad Privada, han de encargarse de que se hagan las cosas como deben ser.

Hoy en día, cualquier comercio que se precie, ha de tener sus correspondientes arcos de seguridad para evitar los hurtos.

¿Tan *malos* somos?

La mayoría de nosotros conocemos el reglamento, pero en ocasiones, lo olvidamos –lo tomamos por el pito del sereno, en plata- y hacemos lo que no debemos.

Luego viene la reprensión, la multa, el castigo en suma.

Peligro añadido es que si, efectivamente la mala acción –la omisión normativa- no encuentra reacción sancionadora, el incauto repetirá y llegará a convertir en habitual lo que nunca debe hacerse.

Con la Lex Artis sucede exactamente lo mismo.

La sensación de posible impunidad para una acción contraria a lo establecido, no debe tener cabida en el actuar de la persona prudente.

Haya Policía presente o no, quien tiene sensatez y buen juicio, sabe qué, dónde, como y cuándo puede y no puede hacer.

El prudente no precisa vigía, puesto que él mismo es cuidador de la policía de sus acciones.

Hay que actuar siempre como si nos vieran

DICHO
70

Lo bueno, si breve, dos veces bueno. Y aun lo malo, si poco, no tan malo

Como en las siete y media: acercarse, sin llegar al ocho.

Hay que echar el tiempo necesario para alcanzar el propósito.

Es preferible que te echen de menos a que, simplemente te echen, deseándose

la ida del cuervo.

Capella

Quiero concluir con una enmienda.

En la edición de El arte de la prudencia que ha servido para este ensayo[10],

puede leerse este aforismo:

> "*Carisma en todo*. *Es la vida de las cualidades, el aliento del habla, el alma*
>
> *de las obras, la más importante de las eminencias. Las demás*
>
> *perfecciones son adorno de la capacidad natural, pero el carisma lo*

es de las mismas perfecciones: se alaba hasta en el pensamiento. Es sobre todo un don natural, aunque algo debe al esfuerzo, pues superior incluso a las reglas del arte. Va más allá de la facilidad y el lucimiento. Tiene desembarazo y añade perfección. Sin él, toda belleza está muerta y toda gracia carece de gracia. Supera al valor a la discreción, a la prudencia y a la misma majestad. Es un práctico atajo para solucionar los negocios y una delicada salida de todo aprieto".

En la fuente citada, hay una nota al pie unida a al término carisma, que dice:

"Gracián utiliza la palabra despejo, concepto indefinible al que se suele aludir con el críptico un no sé qué".

Bien. Llegando al final, con premeditada brevedad para seguir el consejo del turiasoniense, quiero enmendar el texto citado, que aparentemente desconoce el término.

Si acudimos al Diccionario de la Real Academia Española, trovamos que *despejo* es :

1.- Desembarazo, soltura en el trato o en las acciones.

2.- Claro entendimiento, talento.

Talento:

1.- Inteligencia. Capacidad de entender.

2.- aptitud. Capacidad para el desempeño o ejercicio de una ocupación.

3.- Persona inteligente o apta para determinada ocupación.

---

[10] Diez Fernández, José Ignacio (Ed). El arte de la prudencia. Oráculo Manual. Baltasar Gracián. 8ª edición. Pp73-74. Ediciones Temas de Hoy, Madrid. 1993

Es pues el despejo magnífico adorno para quien ha escogido la hermosa y dura labor de cuidar de los demás.

Bien quisiera encontrar para el cuidado de mi salud a un profesional sanitario con despejo, con mucho despejo.

Queridos y buenos serán mis amigos si el despejo les recubre, les desborda.

¿Quién no se verá cumplido por una pareja con despejo?

Llegamos al final.

Tiempo para pensar si vale la pena el esfuerzo que hay que hacer, para acompasar nuestras acciones a lo que aquí se recomienda.

Porque no se puede negar que requiere voluntad, tesón. No es cosa fácil ni mucho menos

¿Quiere decir que si se siguen esto preceptos, cautelas y pautas la cosas nos van a salir siempre bien? Evidentemente, no. Porque somos humanos y fallamos.

Lo que sí es seguro es que nos saldrán mal muchas menos cosas.

Nuestros pacientes saldrán beneficiados.

Nosotros también.

Hay que implicarse.

No es tan difícil como parece.

Solo hace falta un poco de compromiso.

Responsabilidad. Preocupación. Interés. Ánimo. Amor Fe.

> *Lo bueno , si breve, dos veces bueno. Y aun lo malo, si poco, no tan malo*

Prudentia, auriga virtutum

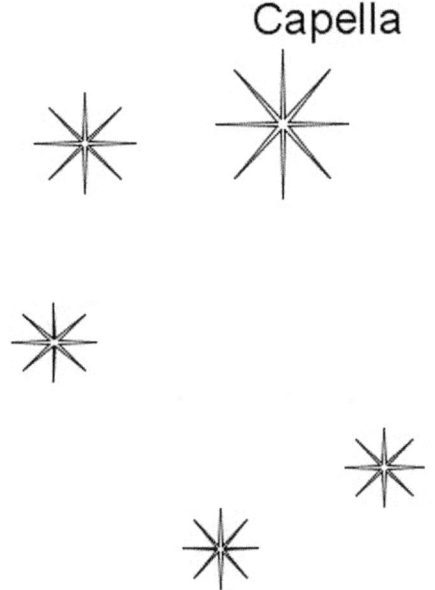

Capella